장이라는 대단한 세계

최신 연구를 통해 발견한 놀라운 장내세균의 세계

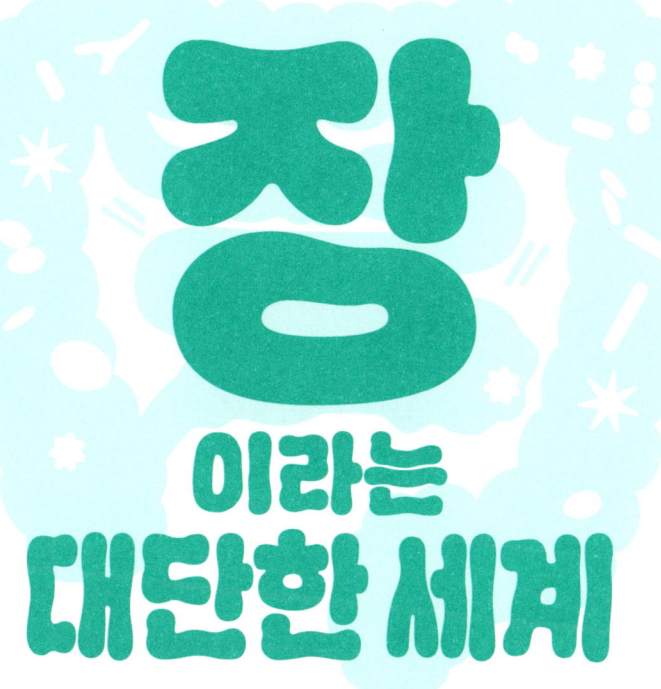

장

이라는
대단한 세계

구니사와 준 지음 | 이효진 옮김

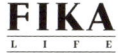

FIKA
LIFE

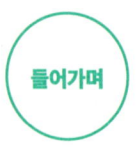
장에 사는 미확인 생명체가
우리의 건강을 결정한다

제각각 다른 모습의 장내세균

'미확인 생명체'라는 단어를 들으면 무엇이 떠오르나요? 아마도 외계 생명체를 상상하는 사람이 많겠지요. 그런데 우리 몸속에도 미확인 생명체가 존재합니다. 바로 장에서 살고 있습니다.

우리의 장 안에서는 복잡하고 다양한 세균의 세계가 펼쳐지고 있습니다. 그 세계는 사람마다 다르고 아직 이름조차 모르는 균도 있습니다. 게다가 장 속의 균은 혼자 힘으로는 살아갈 수 없고 서로 도와가며 마치 하나의 생명체처럼 존재하기 때문에 '슈퍼 생명체'라고도 부릅니다.

"당신의 몸은 무엇으로 이루어져 있나요?"라는 질문을 받으면 많은 사람이 자신이 먹은 것들로 이루어져 있다고 답합니다. 하지만 안타깝게도 그것은 완벽한 정답이 아닙니다. 우리의 몸은 음식을 통해 흡수한 영양분만으로 이루어져 있지 않습니다. 우리가 먹은 것은 아니지만 슈퍼 생명체인 장내세균이 만들어내는 영양소와 유익한 대사물(장내세균이 새롭게 만들어서 우리에게 제공해 주는 물질과 성분)의 도움도 받고 있습니다.

우리의 체질은 부모에게 물려받은 유전자, 게놈으로 일정 부분 결정됩니다. 그렇지만 유전자가 완전히 똑같은 일란성 쌍둥이라고 해도 체질과 건강 상태가 완전히 똑같지는 않습니다. 왜냐하면 게놈뿐만 아니라 장내세균이 우리 몸에 영향을 미치기 때문입니다.

우리의 장 속에 펼쳐진 세균의 세상은 쌍둥이도 서로 다릅니다. 모두 제각각 다른 모습을 하고 있습니다. 그리고 장내세균과 그 세균이 만들어내는 대사물은 우리의 체질과 건강 상태에 영향을 미칩니다.

이 책에서는 장내세균과 그 대사물이 이루는 장내 환경, 건강과의 관계에 대해서 살펴보고자 합니다. 책 한 권을 할애할 만큼 알려줄 내용이 많을까 하는 의문이 들기도 하겠지만 장, 장내세균과 그 대사물이 우리에게 미치는 영향에 대해서는 최근 10년 동안 비약적으로 연구가 이루어졌습니다. 깊이 파고들지 않아도 한 권이나 두 권의 분량으로는 모두 다 설명할 수 없을 정도로 방대합니다.

그 방대한 정보 중에 중요한 정보만 취합해 한 권에 집약했습니다. 지금의 건강 문제를 해결하고 싶은 분들, 시간을 할애해 나와 가족의 건강을 지키고 싶은 분들, 몸의 활력을 되찾고 싶은 분들, 나이가 들면서 생기는 여러 가지 문제를 개선하고 싶은 분들에게 특히 도움되는 내용과 함께 장과 장내세균의 신기하고도 흥미로운 세계에 대해서 알려드리겠습니다. 한 명이라도 더 많은 독자가 우리 몸속 세균의 흥미로운 작용, 장내세균을 통해 알 수 있는 우리의 몸과 건강, 더 활기차고 건강한 미래에 관심을 가지기를 바랍니다.

왜 장내세균이
중요할까?

우선 이 책의 중심 주제인 장내세균에 대해 간단하게 설명하겠습니다. 장내세균은 인간의 몸을 숙주로 삼아 몸으로 들어오는 것(인간이 먹는 것)을 먹으며 살아가는 미생물입니다. 그리고 인간은 합성하지 못하는 비타민과 유익한 대사물을 만들어냅니다.

인간의 체내에 서식하는 균은 100조 개에 달한다고 합니다. 인체를 구성하는 세포 수가 20~50조 개인 것을 생각하면 균이 몇 배나 많습니다. 수많은 균과 인간은 공생관계이며 인간은 균의 도움을 받아 생명의 항상성과 건강을 유지합니다.

제가 소속되어 있는 국립연구개발법인 의약기반건강영양연구소 NIBIOHN에서는 9,000명이 넘는 사람들의 장내세균을 분석해 장내세균이 만드는 장내 환경과 건강, 질병과의 관계를 밝히기 위한 대규모 데이터베이스를 구축하고 있습니다.

이미 많은 사람이 배변 활동과 면역에 장내세균이 영향을 주며 꽃가루 알레르기나 감염병 등의 예방과도 관련이 있다는 사실을 알고 있습니다. 최근에는 건강에 좋은 영향을 준다는 다양한 유산균**Lactic Acid Bacterium** 제품이 인기를 끌고 있습니다. 게다가 장내세균은 비만과 당뇨병, 동맥경화, 고혈압, 암 등의 생활 습관병 외에도 수면과 스트레스, 치매, 우울증 등의 마음의 병에도 영향을 미친다는 사실이 점차 밝혀지고 있습니다.

다음과 같은 체질 차이에도 장내세균이 영향을 미칩니다.

- 같은 식사를 하는데도 쉽게 살찌는 사람과 잘 살찌지 않는 사람
- 같은 식품을 먹는데도 알레르기가 생기는 사람과 알레르기가 없는 사람
- 똑같이 피부 관리를 해도 피부가 깨끗한 사람과 피부가 좋지 않은 사람
- 같은 시간을 자도 피로가 풀리는 사람과 계속 피곤한 사람
- 실내 온도가 같은데도 몸이 계속 차가운 사람과 몸이 금방 따뜻해지는 사람

- 생활 방식이 같은데도 스트레스를 잘 받는 사람과 잘 받지 않는 사람

많은 사람이 체질 때문이라고 생각했던 것들이 어쩌면 장내세균의 영향일 가능성이 있습니다. 앞으로 연구가 더 진행되면 장내세균과 건강, 질병 그리고 체질과의 관계는 더 명확하게 밝혀질 것입니다. 동시에 장내세균이 몸에 영향을 주는 메커니즘을 파악해 건강을 유지하는 데 적극적으로 활용하게 될 것입니다.

장 속 새로운 세상, 장내세균은 우리와 공생관계다

물론 장내세균이 우리의 건강에 도움을 준다고는 하지만 우리를 위해 장 속에 존재하는 것도 아니고 헌신적으로 일하는 것도 아닙니다. 어디까지나 인간이 섭취해 장까지 이동한 영양소를 먹고 살아가기 위해 장 속에서 사는 것입니

다. 인간과 장내세균 사이에는 그러한 관계성이 있습니다.

장내세균은 비타민과 유익한 대사물을 만들어냅니다. 그런데 이는 인간을 위해 만들어내는 것이 아니라 장내세균이 살아가면서 생산한 것이 우연히 인간에게 도움이 되고 유익한 영양소가 될 뿐입니다.

게다가 중요한 것은 주어진 먹이의 질과 양에 따라 장내에 있는 균이 만들어내는 대사물의 질과 양도 달라진다는 사실입니다. 인간이 무엇을 먹느냐는 장내세균에게 매우 큰 영향을 미칩니다.

이런 결과를 생각하면, 인간이 장내세균을 자유자재로 조종하는 것은 힘들겠지만 통제할 수 있다는 가능성도 있습니다. 많은 사람이 건강과 미용을 위해 챙겨 먹는 건강식이 몸에 좋다는 단순한 설명이 아닙니다.

어떤 이유로 장내세균과의 관계가 악화되었다면 오늘은 평소와는 다른 음식을 먹어보세요. 조금만 신경 써도 관계를 회복하는 데 도움이 될 수 있습니다. 이 책에서 자세히 소개하겠지만 요거트나 낫토 등 발효 식품의 섭취 방법을 조금 바꾸기만 해도 장내세균은 변합니다. 그리고 탄수화물에 대해서도 바르게 알고 섭취 방법을 개선하면 장내 환경도 크게 좋아질 것입니다.

장내세균은 우리가 섭취하는 음식을 먹고 살아가기 때문에 우리가 무엇을 먹는지가 당연히 가장 중요합니다. 이 책에서는 신뢰할 수 있는 연구와 과학적으로 검증된 데이터에 근거해 장내세균과 좋은 공생관계를 유지하는 방법에 대해 정리했습니다.

무엇을 먹고 어떤 균을 늘리면 유익한 대사물이 생기는지에 대한 정보는 물론이고, 우리와 장내세균의 공생관계에 대한 이해가 깊어질 수 있도록 균의 특징과 기능, 장의 구조에 대해서도 설명할 것입니다. 최신 연구를 통해서 밝혀진 날씬 균(비만과 관련된 균. 이 균의 작용으로 쉽게 살이 찌지 않음)에 대해서도 설명할 예정입니다.

지금까지는 우리의 몸을 위해 무엇을 얼마나 먹는지가 음식의 효과를 측정하는 기준이었지만, 앞으로는 우리 몸 그리고 장내세균을 위해서 무엇을 어떻게 먹어야 하는지를 생각하는 방향으로 바뀌고 있습니다.

크게 노력하지 않아도 보다 현명하고 전략적으로 체질

과 건강 상태에 영향을 주는 대단하고도 신기한 신체기관인 장의 세계를 마음껏 탐험해 보시기 바랍니다. 이 책이 여러분과 가족의 건강을 유지하는 데 도움이 되었으면 하는 바람입니다.

- 구니사와 준

장내세균과 우리는 공생관계다

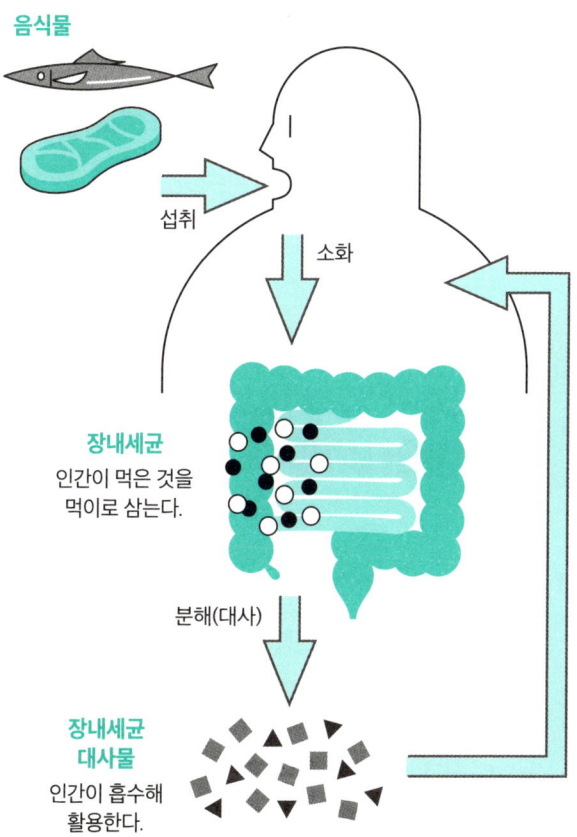

음식물

섭취

소화

장내세균
인간이 먹은 것을
먹이로 삼는다.

분해(대사)

**장내세균
대사물**
인간이 흡수해
활용한다.

차 례

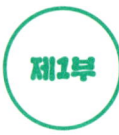

알면 알수록 더욱 놀라운 장의 세계

1장 체질, 능력, 몸 상태를 결정하는 장내세균

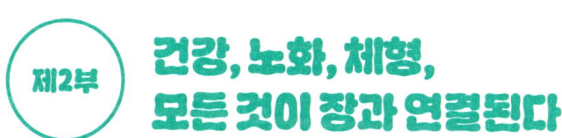

제2부 건강, 노화, 체형,
모든 것이 장과 연결된다

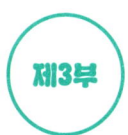

제3부

장과 장내세균을 살리는 실천 전략

7장 최고의 장내 환경을 만드는 식사법

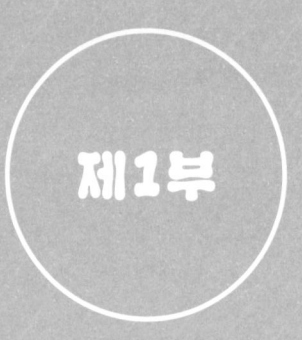

제1부

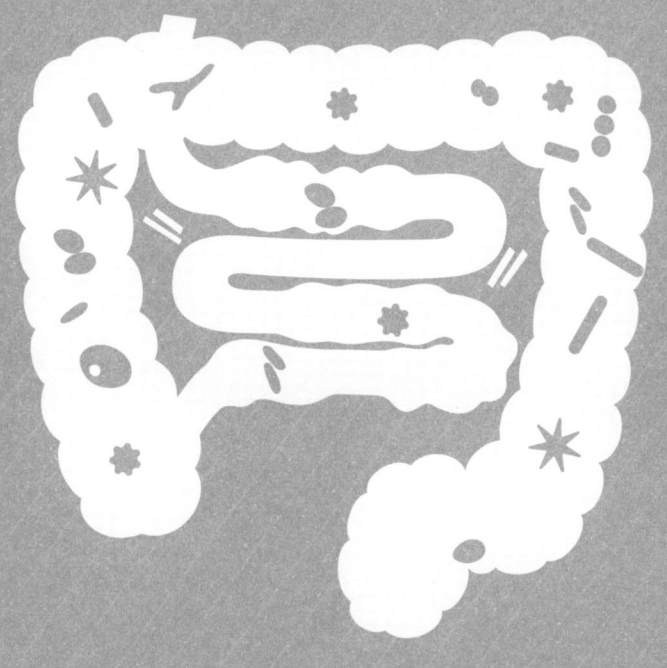

알면 알수록 더욱 놀라운
장의 세계

1장
•
체질, 능력,
몸 상태를 결정하는
장내세균

우리는 장내세균을
과소평가했다

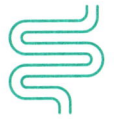

뇌와 장의
밀접한 연결 고리

"수면의 질을 높여준다."

"스트레스를 완화시킨다."

최근 요거트 등의 유산균 제품과 유산균 음료 광고에서 이러한 광고 문구를 본 적이 있을 것입니다. 이런 문구를 보고 '요거트나 유산균 음료가 건강에 좋다고 하지만 장내 환경 개선이 수면의 질이나 스트레스에도 도움이 될까?', '크게 관련이 없는데 과장해서 광고하는 거 아닐까?'라고 생각한 사람도 있을 것입니다. 스트레스와 수면의 질은 주로 뇌와 관련이 있다고 생각하기 때문에 장과 무슨 관계가 있는지 의아해하는 것도 충분히 이해가 갑니다.

하지만 그 생각은 곧 사라질 것입니다. 최근 '뇌와 장의 상호작용Brain-Gut Interaction'이라고 해서 뇌와 장이 서로 영향을 주고받는다는 사실이 증명되었기 때문입니다. 뇌의 상태가 장에 영향을 주고 반대로 장의 상태도 뇌에 영향을 준다는 것입니다. 그래서 장은 '제2의 뇌'로 불리기도 합니다.

국립장수의료연구센터의 사지 나오키 연구팀이 2020년에 보고한 연구 결과에 따르면, 장내세균이 대사 과정에서 만들어내는 젖산Lactic Acid이 많은 사람은 치매에 걸릴 위험이 낮다고 합니다. [1] 또 같은 연구팀의 다른 보고에 따르면, 치매인 사람과 치매가 아닌 사람의 장내세균을 비교했더니 치매 환자의 장내에는 정체불명의 균이 많다는 사실이 밝혀졌습니다. [2] 장내세균에 관한 연구가 활발하게 이루어진 최근에 밝혀진 내용이지만 아직 뇌와 장의 상호작용에 대해서는 규명되지 않은 부분이 많습니다.

과도한 긴장과 불안으로 인해 배가 아파서 화장실로 달

려간 경험은 누구에게나 있을 것입니다. 이는 뇌와 장이 서로 영향을 주고받는다는 것을 직접적으로 보여주는 증상으로 뇌에서 느낀 스트레스가 장으로 전달되기 때문에 발생합니다. 반대로 배가 아파도 일에 집중할 수 없습니다. 언제 화장실로 달려가게 될지 몰라 불안하기도 하지만 장의 불안정한 상태가 뇌에도 영향을 주기 때문입니다.

뇌와 장의 상호작용은 연구를 통해서도 밝혀지고 있지만 이미 우리는 일상에서도 느끼고 있습니다. 예전부터 우리는 뇌와 장이 서로 영향을 주고받는다는 사실을 언어 표현을 통해서 인식하고 있었습니다.

예를 들면, 엄청나게 분노했을 때 "속이 뒤집힌다"라고 표현하고, 매우 괴롭고 슬플 때는 "창자가 끊어진다"라고 말하기도 합니다. 이해한다는 의미를 담아 "속 깊이 와닿는다"라는 말을 쓰기도 합니다. 감정과 사고가 장과 밀접하게 연결되어 있다는 사실은 이렇듯 언어 속에 자연스럽게 녹아 있습니다.

영어로 직감을 'Gut Feeling'이라고 하는데 'Gut'는 장을 의미합니다. 일본어로 "근성을 보여줘"라고 말할 때는 "가츠

를 보여줘ガッツを出せ"라고 말합니다. '가츠 Guts', 즉 장이 몸속에 있는 저력이라는 의미로 사용된 것이지요. 이렇듯 감정과 행동을 나타내는 표현 중에는 장을 사용한 표현이 많습니다. 우리 인간은 국적을 불문하고 감정과 행동을 관장하는 뇌와 장이 서로 영향을 준다는 사실을 감각적으로 알고 있었던 것입니다.

쾌변, 유익균 증식, 그다음 단계는?

뇌와 장의 상호작용이라는 새로운 키워드가 주목받고 있지만 '장 건강 관리'라고 하면 단순히 변비를 해결하고 예방하는 것뿐이라고 생각하는 사람이 많습니다. 사실 지금까지는 변비와 관련된 장 건강이 중심이기는 했습니다.

정보 제공 TV 프로그램이나 건강 잡지 등에서도 "매일 아침 바나나를 먹으면 변이 잘 나온다", "주식을 현미로 바꾸면 쾌변을 볼 수 있다", "우엉 등 식이 섬유가 풍부한 채소를 자주 먹으면 변비가 생기지 않는다" 같은 정보를 주로 소개합니다.

물론 변을 잘 보는 것도 중요하고 방송에서 소개하는 방법들은 대부분 효과가 있습니다. 하지만 변비 중심의 장 건강 관리법은 마치 장은 변을 배출하는 역할만 하는 신체기관라는 인상을 줍니다.

지금까지의 장 건강 관리법에서 한발 더 나아간 것이 장내 환경 개선과 장내 환경 정상화를 통한 건강 효과 증진입니다. 여기서 핵심은 유익균을 늘리고 유해균을 줄이는 것입니다. 이러한 정보가 확산하면서 대표적인 유익균인 유산균과 비피두스균Bifidus이라는 단어를 곳곳에서 볼 수 있게 되었습니다. 하지만 다양한 연구가 진행되고 있는 지금, 정보를 수시로 업데이트할 필요가 있습니다.

왜냐하면 지금까지 유해균이라고 여겨졌던 균 중에 좋은 영향을 주는 균도 있다는 사실이 밝혀졌기 때문입니다. 그리고 유해하다고 판단했던 균이 다른 균의 영향을 받으면 해로운 작용을 하지 않는 경우도 있었습니다. 마치 사춘기 청소년이 불량한 친구들 사이에 있으면 태도가 나빠 보여서

다가가기 힘들지만 막상 이야기해 보면 의외로 착하고 좋은 아이인 것과 비슷합니다. 장내세균은 단순히 '유익균 vs 유해균'의 대결 구도를 이루고 있지는 않습니다.

게다가 꽃가루 알레르기 증가로 인해 면역이 중요한 화두로 떠오르면서 면역 세포가 많이 모여 있는 장의 중요성이 다시금 주목받고 있습니다. 요거트를 먹고 유익균을 늘려 장의 면역력을 개선하면 꽃가루 알레르기가 좋아진다는 말도 있을 정도입니다. 장과 밀접한 관련이 있는 면역 체계는 이 책에서도 다룰 중요한 주제 중 하나입니다.

장은 몸의 입구이자 최대의 면역 기관

우리가 먹는 음식은 식도를 지나 위에서 소화되고 장에서 분해되어 영양분으로 흡수됩니다. 장은 입을 통해 들어온 음식물에서 영양분을 흡수하는 역할을 합니다. 장에서 흡수한 영양분은 다양한 조직이나 기관으로 보내집니다.

장은 입을 통해 들어온 음식이 흡수되는 '몸의 입구'입니다. 하지만 몸의 입구로는 음식뿐만 아니라 외부에서 들어온 바이러스, 병원체, 먼지, 알레르기 원인 물질 등의 유해 물질(항원)도 섞여 들어옵니다.

장의 면역 체계는 몸속으로 흡수해야 하는 물질(식품과 영양), 흡수하지 않고 배출해야 하는 물질, 위험한 물질(병원체와 알레르기 원인 물질)이 섞여 있는 장 속에서 도움이 되는 물질과 그렇지 않은 물질을 정확하게 구분하고 유해 물질이 몸을 해치거나 몸속으로 침입하지 않도록 방어합니다.

지금은 면역력을 높여야 한다고 하면 장 건강을 떠올리는 사람도 많아졌습니다. 몸 전체의 절반 이상의 면역 세포가 장에 집중되어 있는 이유는 외부 위협에 노출된 부위이기 때문입니다. 장 내벽을 관찰해 보면 이물질을 제거하거나 먹어서 처리하는 등 다양한 역할을 하는 면역 세포가 존재합니다. 장은 최대의 면역 기관으로 면역 장기라고도 할 수 있습니다.

꽃가루 등의 알레르기, 감기나 독감 등의 유행으로 인해 장이 면역의 핵심이라는 사실을 알게 된 사람도 있을 것입니다. 장 건강이 면역력 향상으로 이어진다는 사실은 이미 일반적인 상식이라고 해도 과언이 아닙니다.

실제로 장에 접근해서 면역력을 높이는 유산균이 주목받고 있으며 상품화되어 있습니다. 이러한 흐름은 앞으로도 계속될 것으로 보입니다.

알면 알수록
더 대단한 장내세균

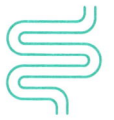

식이 섬유를 먹어도
변비가 생기는 사람이 있다?

몸에 좋은 음식을 먹는다고 해서 모든 사람이 몸이 좋아지지는 않습니다. 눈에 띄는 변화를 느끼지 못하는 사람도 있고 오히려 몸이 안 좋아지는 사람도 있습니다.

이처럼 같은 음식을 먹어도 효과가 다른 이유는 여러 가지가 있지만 장과 관련된 이유로는 장내세균이 사람마다 각각 다르기 때문입니다. 그러니까 그 음식을 좋아하는 장내세균이 많은 사람일수록 좋은 효과를 느끼고 반대로 그 음식을 좋아하는 장내세균이 적으면 효과가 크지 않을 가능성이 있습니다.

몸에 좋은 음식을 먹었는데 오히려 몸 상태가 나빠지는 사람은 그것을 좋아하는 균이 없거나 활성화되지 못한 상태이거나 오히려 그것을 몸에 좋지 않은 형태로 변화시키는 균이 있을 가능성이 있습니다.

변비에는 식이 섬유가 좋다고 알려져 있습니다. 식이 섬유는 위에서 소화되지 않고 장까지 가는 영양소라 배변 활동에 도움을 주기 때문입니다. 그런데 식이 섬유를 먹었는데도 오히려 변비가 심해지는 사람도 있습니다. 그런 사람의 장은 식이 섬유를 분해하는 당화균이 활성화되지 못한 상태이거나 당화균의 수가 부족한 상태일 수 있습니다. 당화균이 활성화되지 않거나 그 수가 적으면 식이 섬유가 분해되지 않고 계속 쌓이기 때문에 오히려 장이 막혀버립니다.

괴로운 변비를 해결하기 위해 설사를 유도하는 변비약을 먹는 사람도 있는데 설사는 변뿐만 아니라 몸에 필요한 영양분, 장내세균의 먹이가 되는 물질까지 모두 배출합니다. 결과적으로 장내 환경을 악화시킬 가능성이 높기에 자주 먹지 말아야 합니다. 의사의 처방을 받았을 때나 긴급할 때 이외에는 먹지 말고 중장기적으로 식습관을 개선하는 것이 변비의 가장 좋은 해결 방법입니다.

약의 효과도
장내세균이 결정한다?

장내세균은 변비에도 영향을 주지만 복용하는 약의 효능과도 관련이 있습니다. '약물 마이크로바이오믹스 Pharmacomicrobiomics'라고 불리는 새로운 분야로, 그 예로 드는 것이 한방약입니다.

한방약은 사람에 따라 약효의 차이가 크다는 말을 들어본 적 있을 것입니다. 한방약은 장내세균의 작용에 따라 형태가 바뀌면서 더 큰 효과를 볼 수도 있습니다. 각자의 장내세균에 따라 약효도 다르게 나타나는 것입니다.

한방약 이외의 약도 장내세균의 영향을 받는다는 사실이 밝혀지고 있습니다. 레보도파 Levodopa 라는 약이 그중 하나입니다. 레보도파는 파킨슨병의 진행을 늦추기 위해 오래 전부터 사용되고 있는데 이 약이 처음부터 듣지 않는 사람과 처음에는 잘 듣다가 점점 약효가 나타나지 않는 사람이 있습니다.

지금까지는 이러한 약의 효과를 개인차라고만 생각했지만 실은 장내세균과 관련이 있다는 사실이 밝혀졌습니다. 2019년에 세계적인 과학 학술지 〈사이언스Science〉에 발표된 보고에 따르면, 특정 장내세균이 약을 분해한다고 합니다.[3] 약이 장에서 흡수되기도 전에 장내세균이 다 먹어서 분해해 버린다면 약을 먹어도 원하는 효과를 기대할 수 없습니다. 장내세균에 의해 약이 분해되는 것을 막는 약을 함께 먹어야 레보도파의 유효성과 안전성을 높일 수 있다는 사실이 보고되기도 했습니다.

그렇기에 장기적으로는 약 안내서에 장내세균 정보를 함께 넣어 약 처방에 반영해야 한다는 의견도 나오고 있습니다. 장내세균의 움직임은 최근 그 정도로 주목받고 있습니다.

우리의 체질도
장내세균이 원인일 수 있다

약효가 잘 듣는지 아닌지 외에 장내세균은 체질에도 영
향을 줍니다. 그 구체적인 사례가 다음과 같습니다.

- 같은 식사를 하는데도 쉽게 살찌는 사람과 잘 살이 찌지 않는 사람

- 같은 식품을 먹는데도 알레르기가 생기는 사람과 알레르기가 없
  는 사람

- 똑같이 피부 관리를 해도 피부가 깨끗한 사람과 피부가 좋지 않
  은 사람

- 같은 시간을 자도 피로가 풀리는 사람과 여전히 피곤한 사람

- 실내 온도가 같은데도 몸이 계속 차가운 사람과 몸이 금방 따뜻
  해지는 사람

- 생활 방식이 같은데도 스트레스를 잘 받는 사람과 잘 받지 않는
  사람

많은 사람이 이런 문제는 체질이 원인이라 어쩔 수 없다

고 생각합니다. 하지만 운동 습관과 식사 등의 환경적인 요인 외에도 장내세균의 영향 때문인 경우가 많습니다. 다시 말해 장내세균을 잘 활용하면 자신이 원하는 체질로 몸을 바꿀 수도 있다는 말입니다.

유전자와 달리
자라면서 달라지는 장내세균

우리의 얼굴과 체격 같은 외모의 특징은 대부분 유전자에 의해 결정되고 이는 후천적 노력으로는 크게 바꿀 수 없습니다. 같은 유전자를 가진 일란성 쌍둥이가 똑 닮았다는 것을 생각하면 이해될 것입니다. 다만 쌍둥이라도 해도 체질이나 신체 능력은 다른 경우가 많습니다. 장내세균의 상태나 생활 환경이 다르면 몸 상태가 달라지기 때문입니다.

음식 취향이나 거주 지역의 차이 등으로 식습관이 달라지면 장내세균의 상태가 변하고 체중이나 알레르기 유무, 감기에 쉽게 걸리는 정도 등 신체 능력에도 차이가 납니다. 태어났을 때 생김새는 같아도 그 후 식습관이나 환경에 따라 완전히 다른 사람이 될 수도 있습니다.

태어난 직후의 신체적인 특징 대부분은 유전자에 의해 결정됩니다. 하지만 자라면서 나타나는 신체적인 특징 변화는 장내세균의 영향을 많이 받습니다. 우리가 타고난 체질이라고 생각했던 것 중에는 장내세균을 통해 바꿀 수 있는 요소가 생각보다 많습니다.

이와 관련해서 연구자들 사이에 유명한 이야기가 하나 있습니다. 연구를 진행할 때는 특정 영양소가 어떤 작용을 하는지 실험을 거쳐 확인합니다. 유전적인 배경이 완전히 같은 쥐를 여러 마리 모아서 다른 먹이를 주었을 때 어떤 차이가 발생하는지 조사하기도 합니다.

이때 연구자의 인사이동 등으로 연구 장소가 바뀌면 결과가 완전히 달라지기도 합니다. 먹이에서 특정 영양소를 제거했을 때 도쿄의 쥐는 변함없이 건강한 상태였는데, 오사카의 쥐는 약해져서 움직이지 못하는 경우도 있었습니다. 그 원인은 물론 장내 환경의 변화 때문이었습니다.

쥐의 사육 장소가 바뀌면서 장내세균에도 변화가 생겼

다는 사실이 연구자들 사이에서 화제가 되었습니다. 하지만 이를 실험의 정확성을 저해하는 요소라고 지적해 쥐의 장내세균을 통일해야 한다는 의견이 나오기도 했습니다. 다만, 이 논의는 어디에 사는 쥐를 기준으로 할 것인가에 대해 논의하다가 중단되었습니다.

반대로 이러한 정보를 바탕으로 다른 결과가 나타난 쥐의 장내세균을 조사하고 질병이나 생체 기능에 영향을 주는 균을 찾아내는 연구도 이루어지고 있습니다.

운동 능력을 높이는 장내세균

운동을 하면 변비가 좋아지기도 합니다. 운동이라는 외부 자극으로 장의 움직임이 활발해질 뿐만 아니라 운동을 통해 장내세균이 바뀌기 때문입니다.

한편, 운동 능력을 높이는 균도 존재합니다. 2019년 미국 하버드대학교 연구팀의 발표에 따르면, 보스턴 마라톤에

참가한 선수를 대상으로 대회 개최일을 포함해 2주 동안 거의 매일 변을 채취해서 조사한 결과, 성적이 우수했던 선수의 장 속에 베일로넬라균Veillonella이 증가했다는 사실을 확인할 수 있었습니다.[4]

이 연구에서는 배양한 베일로넬라균을 쥐에게 투여해 운동 능력이 변화하는지를 관찰했습니다. 러닝머신을 사용한 주행 실험 결과, 베일로넬라균을 투여한 쥐는 투여하지 않은 쥐보다 더 오래 달렸고 지구력이 눈에 띄게 향상되었습니다.

이 실험을 통해 운동 능력이 높은 사람의 장에는 베일로넬라균이 많다는 사실뿐만 아니라 베일로넬라균을 투여함으로써 운동 능력을 높일 수 있다는 사실을 밝혀냈습니다. 장 속에 단 한 종류의 균이 늘어나는 것만으로도 운동 능력에 변화가 발생한다니, 놀랍지 않나요?

베일로넬라균은 많이 뛰면 뛸수록 체내에 쌓이는 젖산을 주된 먹이로 삼아 단쇄지방산Short-Chain Fatty Acids, SCFA인 프로피온산Propionic Acid을 생성합니다. 즉, 베일로넬라균은 효율적으로 젖산을 프로피온산으로 대사해서 장 활동의 에너지원으로 이용하는 것입니다. 게다가 프로피온산에는 체내의 노폐물을 처리하고 유해 물질을 해독하는 간 기능을 돕는 역할도 있습니다.

운동으로 체내에 젖산이 축적되면 베일로넬라균이 젖산을 이용해 노폐물과 유해 물질의 처리 능력을 높이는 프로피온산을 생성합니다. 이러한 선순환을 통해 몸은 쉽게 피로를 느끼지 않게 되고 운동 능력도 향상됩니다.

앞으로의 연구를 통해 장내세균이 우리에게 미치는 영향은 더 명확히 밝혀질 것입니다. 장내세균을 균형 있게 유지함으로써 체질뿐만이 아니라 운동 능력까지도 향상시키는 날도 머지않았습니다.

연구의 최전선
포스트바이오틱스

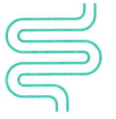

인체를 구성하는 세포 수보다도
많은 장내세균

장 속에 어떤 세균이 몇 개 정도 있는지는 사람에 따라 다르지만 나라별로 보면 어느 정도 비슷한 경향이 있습니다. 예를 들면, 일본 사람들의 장에는 비피두스균이 많다는 특징이 있습니다. 평균을 내보면 전체 장내세균의 약 15퍼센트를 차지한다고 합니다. 하지만 개인별로 살펴보면 비피두스균이 장내세균의 절반 이상을 차지하는 사람도 있고 거의 없는 사람도 있습니다. 비피두스균만 보더라도 인종의 차이뿐만 아니라 사람에 따라 큰 차이가 있습니다.

인간의 장내에 서식하는 균은 100조 개에 달한다고 합니다. 인체를 구성하는 세포 수가 20~50조 개라는 걸 생각하면 장내세균의 수는 어마어마합니다. 장내세균의 종류는 많으면 약 2,000종에 달하며 평균적으로는 700~800종 정도가 존재합니다. 비피두스균이나 유산균도 방대한 수의 균주가 존재하며 그 수는 연구가 진행되면서 점점 늘어나고 있습니다.

유산균 음료나 요거트 등의 상품 중 균의 이름 뒤에 '○○주' 또는 알파벳이나 숫자가 적혀 있는 상품이 있습니다. 이것이 균주의 명칭입니다.

균은 원기둥 모양, 구형, 가지가 갈라져 있는 모양 등 다양한데 그 기능 또한 다양합니다. 서로 다른 역할을 하는 균이 장내에서 무리 지어 마치 하나의 생명체처럼 움직인다고 해서 '장내세균총' 또는 '마이크로바이옴 Microbiome'이라고 부릅니다. 또 세균이 무리를 이루고 있는 모습이 마치 꽃밭 Flora 처럼 보인다고 해서 '장내 플로라 Intestinal Flora'라고 부르기도 합니다.

장내세균이 만드는 대사물, 포스트바이오틱스

우리 몸의 수많은 장내세균이 만들어내는 대사물을 포스트바이오틱스Postbiotics 라고 부릅니다. 포스트바이오틱스는 앞으로 건강과 체질을 연구하는 데 반드시 필요한 키워드입니다. 포스트바이오틱스가 전문가 사이에서 주목받기 시작한 것은 5, 6년 전입니다.

'○○○틱스'라는 말이 처음 사용된 것은 프로바이오틱스Probiotics 입니다. 영국의 미생물학자 풀러Fuller 는 프로바이오틱스를 '장내세균총의 균형을 개선해 인간에게 유익한 영향을 미치는 살아 있는 미생물'이라고 정의했습니다. 이후 풀러의 개념이 널리 확산되었습니다.[5]

프로바이오틱스는 유익균이며 다양한 발효 식품에 들어 있는 유산균이나 비피두스균, 낫토균Bacillus Subtilis Var. Natto(당화균의 일종), 초산균Acetic Acid Bacteria, 낙산균Clostridium Butyricum 등을 의미합니다. 이렇게 우리의 몸에 좋은 작용을 하는 균은 체내에 흡수시켜야 합니다.

다음으로 잘 알려진 것이 프리바이오틱스Prebiotics입니다. 유익균의 먹이가 되는 것으로 주로 식이 섬유나 올리고당을 말합니다. 몸에 긍정적인 작용을 하는 균의 활동을 활성화하는 프리바이오틱스, 즉 먹이를 제공해야 합니다.

유익균인 프로바이오틱스와 유익균의 먹이인 프리바이오틱스를 결합해서 음식물이나 영양제로 섭취하면 두 성분의 시너지 효과를 기대할 수 있다는 개념이 신바이오틱스Synbiotics입니다. 신바이오틱스의 '신Syn'은 두 가지 이상의 요소가 함께 작용해 더 좋은 효과를 낸다는 시너지Synergy에서 나온 단어입니다.

연구가 계속 진행되면서 주목받는 키워드가 포스트바이오틱스입니다. 포스트바이오틱스란 식품 성분을 먹고 장내세균이 만들어내는 유익한 대사물을 의미합니다. 장내세균은 말 그대로 '장에 있는 세균'입니다. 장에 사는 세균이 신체여러 부위와 체질에 영향을 주는 이유는 균이 만들어내는 포스트바이오틱스가 장에서 흡수되어 온몸에서 작용하기 때문입니다. 그 작용이 사람에게는 매우 중요하다는 사실도 밝혀지고 있습니다.

대표적인 포스트바이오틱스는 단쇄지방산입니다. 단쇄지방산은 유기산의 일종으로 장내세균이 식이 섬유와 올리고당을 먹고 만들어내는 대사물입니다. 우리 몸에 유익하게 작용하는 단쇄지방산은 낙산, 초산, 프로피온산 세 가지입니다. 건강에 신경 쓰는 사람이라면 모두 들어본 적이 있는 단쇄지방산이겠지만, 이것이 장내세균의 작용으로 생겨나는 대사물, 즉 포스트바이오틱스라는 사실을 아는 사람은 많지 않습니다.

단쇄지방산의 작용은 무척 다양한데 대표적인 것은 다음과 같습니다. ①부터 ④까지는 장내 환경에 영향을 주는 작용이고 ⑤부터 ⑧까지는 체내에 흡수되어 온몸에 좋은 영향을 미치는 작용입니다.

단쇄지방산의 주요 작용

장내 환경에 영향을 주는 작용
❶ 장내를 약산성으로 유지하고 해로운 균의 증식을 억제해 유익균의 증식을 돕는다.
❷ 장 활동을 위한 에너지가 되어 연동 운동을 활성화한다.

❸ 장이 물이나 나트륨을 흡수할 때 에너지원이 된다.
❹ 장의 점막 장벽을 강화한다.

몸에 영향을 주는 작용
❺ 면역 작용의 균형을 유지한다.
❻ 혈당을 일정하게 유지하는 호르몬인 인슐린의 분비를 조절한다.
❼ 지방 세포가 비대해지는 것을 막고 비만을 예방한다.
❽ 염증을 억제하는 물질을 만들어 생활 습관병을 예방하고 개선한다.

지금까지 알지 못했던 단쇄지방산이 우리 몸에 무척이나 중요하다는 사실을 알고 놀란 분들도 있을 것입니다. 장내세균을 활성화하고 유익균을 늘리고 생활 습관병까지 예방하는 등의 중요한 역할을 하는 포스트바이오틱스는 단쇄지방산 외에도 다양한 것들이 발견되고 있습니다.

스트레스를 완화하는
포스트바이오틱스, GABA

스트레스 완화, 수면 질 개선 등의 기능이 있어 식품이나 영양제에 사용되는 감마아미노뷰티르산 *γ-Aminobutyric Acid, GABA*은 토마토나 현미 같은 식품에 많이 들어 있는데 GABA 또한 인간의 장내세균이 생산하는 포스트바이오틱스의 일종입니다.

GABA는 우리의 뇌 안에서도 합성되는 아미노산 중 하나입니다. 교감 신경을 억제하고 몸과 마음을 안정시켜 스트레스를 완화하는 등 이완 효과가 있습니다. 뇌에서 생성되는 신경 전달 물질로 알려져 있기 때문에 포스트바이오틱스라는 사실이 놀랍지만 장 속의 유산균과 비피두스균이 GABA를 만들어냅니다. 뇌와 장의 상호작용을 생각하면 장내세균이 만들어낸 물질이 뇌에 영향을 준다는 것이 전혀 이상할 것이 없습니다.

포스트바이오틱스의 역할은 훨씬 더 다양하며, 구체적인 내용은 면역과 알레르기, 음식에 대해 이야기하면서 자세히 소개하겠습니다. 여기서는 장내세균이 만들어내는 포스트바이오틱스가 우리의 체질과 건강에 영향을 주는 중요한 요소라는 점을 기억해 두기 바랍니다.

서로 도와주며 살아가는 장내세균

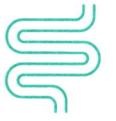

장내에서 일어나는
균의 연쇄 작용

　　장내세균은 식이 섬유를 먹고 우리 몸에 유익한 단쇄지방산을 만들어냅니다. 이렇게 설명하면 하나의 균이 식이 섬유를 먹고 단쇄지방산으로 대사하는 과정을 떠올릴지도 모릅니다. 그런데 이 대사 과정을 일으키려면 여러 종류의 균이 필요합니다. 대부분의 균은 혼자 일하는 게 아니라 분업을 통해 움직입니다. 단쇄지방산을 만들어내기 위해서 일어나는 균의 연쇄 작용을 그림으로 설명하겠습니다.

장내에서 일어나는 균의 연쇄 작용

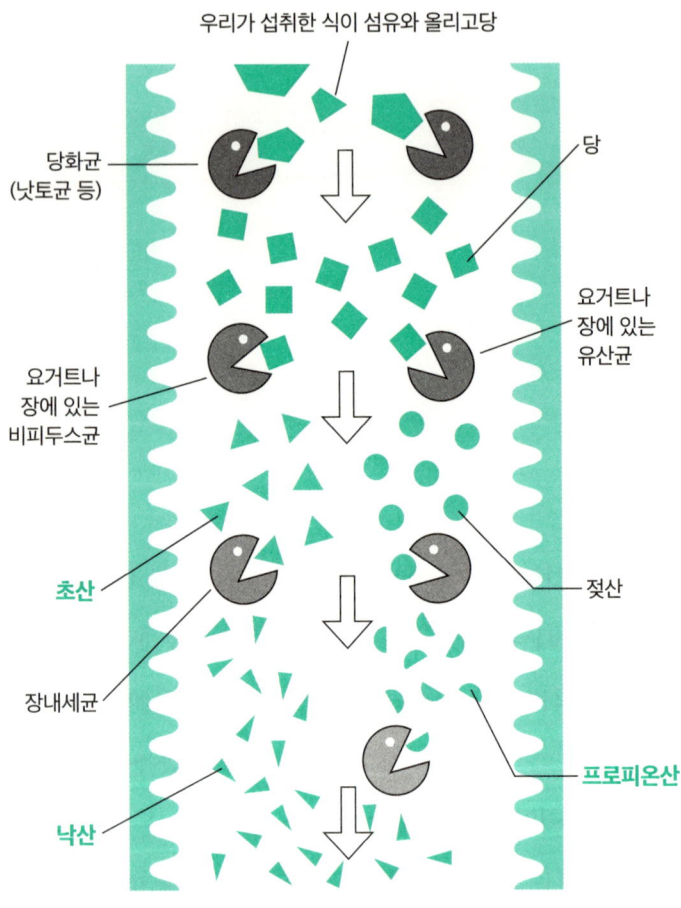

우리가 섭취한 식이 섬유와 올리고당

당화균
(낫토균 등)

당

요거트나
장에 있는
비피두스균

요거트나
장에 있는
유산균

초산

젖산

장내세균

낙산

프로피온산

우리가 섭취한 식이 섬유는 분해되지 않고 장으로 이동합니다. 그곳에서 식이 섬유를 분해하기 위해 움직이는 것이 당화균입니다. 식이 섬유를 좋아하는 당화균은 식이 섬유를 먹고 당을 만들어냅니다.

하지만 당화균이 없거나 활성화되지 않는다면 식이 섬유가 당으로 분해될 때 효율이 떨어집니다. 변비를 개선하기 위해 식이 섬유가 풍부한 식사를 했는데 오히려 변비가 더 심해지는 사람은 당화균이 활성화되지 않아 식이 섬유를 제대로 분해하지 못하는 것이 원인입니다.

식이 섬유가 분해될 때 만들어지는 당을 먹고 유산균은 젖산을, 비피두스균은 젖산과 단쇄지방산인 초산을 생성합니다. 그리고 다른 균이 젖산과 초산을 만나면 단쇄지방산인 프로피온산과 낙산을 만들어냅니다. 식이 섬유는 균의 연쇄 작용을 통해 조금씩 형태를 바꾸며 최종적으로 단쇄지방산이 됩니다.

그런데 연쇄 작용의 첫 번째 과정에서 당화균이 부족하거나 활성화되지 않아 제대로 역할을 하지 못해서 식이 섬유를 분해하지 못하면 다음 과정에서 유산균과 비피두스균도 제대로 작용하지 못합니다. 왜냐하면 유산균과 비피두스균 대부분은 식이 섬유를 잘 분해하지 못하기 때문입니다. 당화균이 식이 섬유를 분해할 때 생겨나는 당이 있어야만 제대로 역할을 할 수 있습니다.

식이 섬유를 먹으면 오히려 변비가 악화되는 사람도, 유산균과 비피두스균을 먹어도 효과가 없는 사람도, 이러한 연쇄 작용의 첫 번째 과정에서 필요한 당화균과 두 번째 과정에서 필요한 비피두스균과 유산균이 적거나 제대로 작용하지 못하는 것이 원인일 수 있습니다. 한마디로 균에 의한 연쇄 작용이 원활하게 이루어지지 못한다는 말입니다.

원활한 연쇄 작용이 이루어지려면 낫토 등을 통해 당화균을 섭취하거나 당화균이 들어 있는 정장제를 먹어야 합니다. 유산균과 비피두스균이 들어간 요거트 제품을 먹는 것도 도움이 됩니다.

유산균과 비피두스균이 당을 먹이로 삼는다면 굳이 식이 섬유나 난소화성 올리고당을 먹지 않더라도 아예 당을 포함한 음식을 먹으면 되지 않냐고 의문을 가질 수도 있습니다. 하지만 안타깝게도 입을 통해 섭취한 당은 대부분 소장에서 흡수됩니다. 앞에서 설명한 연쇄 작용이 이루어지고 장내세균이 존재하는 대장까지 도달하지 못합니다.

반대로 식이 섬유는 대장까지 도달하지만 당이 없으면 분해되지 않기 때문에 식이 섬유를 당으로 분해해 주는 당화균이 필요한 것입니다. 단쇄지방산인 초산은 식초의 성분이지만 이것도 입을 통해 섭취하면 소장에서 흡수됩니다. 대장까지 가지 못하니 대장에서 단쇄지방산이 늘어나는 효과는 기대할 수 없습니다. 결국 장 속에서 식이 섬유를 단쇄지방산으로 변환할 수 있도록 장내세균이 각각의 과정에서 제 역할을 해야 합니다.

비타민을 만드는 균과
비타민을 사용하는 균

비타민은 우리 몸의 대사에 필요한 미량의 영양소지만 햇빛을 받으면 합성할 수 있는 비타민D와 필수 아미노산 중 하나인 트립토판 Tryptophan 을 통해 합성할 수 있는 니아신

Niacin(비타민B3)을 제외하면 기본적으로 체내에서 생성할 수 없습니다. 그래서 음식과 영양제를 통해 비타민을 섭취해야 합니다. 그런데 놀랍게도 장내에는 비타민을 생성할 수 있는 균이 있습니다.

현재 장내세균을 통해 생성된다고 확인된 것은 비타민 B1, 비타민B2, 니아신, 판토텐산, 비타민B6, 비오틴Biotin, 비타민B9(엽산), 비타민B12 등 여덟 종의 비타민군과 지용성 비타민인 비타민K까지 총 아홉 종입니다.[6]

장내에서 만들어지는 비타민은 우리 몸속에 흡수되기도 하고 장내세균이 이용하기도 합니다. 예를 들어, 비타민B1은 돼지고기나 장어 등에 풍부한 비타민으로 몸속에서 당을 에너지로 바꾸는 당대사를 도와주는 역할을 합니다. 그런데 비타민B1은 장 속에서 식이 섬유를 통한 당대사를 할 때도 같은 방식으로 영향을 줍니다. 장내세균 중에는 스스로 비타민을 생성하지는 않고 주변 장내세균이 만든 비타민과 우리가 식사를 통해 섭취한 비타민을 쓰기만 하는 균도 있습니다.

장에 어떤 균이 많은지는 사람마다 차이가 있습니다. 비타민B1을 쓰기만 하는 균이 많으면 비타민B1을 많이 섭취해도 비타민B1이 부족해지고 장내세균도 제대로 작용을 하지 못합니다. 반대로 비타민B1을 생성하는 균이 있더라도 식생활의 균형이 무너져서 섭취하는 양이 줄어들면 장내에서 수급 균형이 맞지 않아 장의 기능이 저하됩니다. 비타민B1은 현대인들에게는 부족하기 쉬운 영양소이기 때문에 평소 충분히 섭취하도록 신경 써야 합니다.

장내세균에 의해 생성되는 각각의 비타민이 어느 정도 체내에 흡수되고, 어느 정도 장내세균이 이용하고, 얼마나 건강에 영향을 미치는지는 아직 완전히 밝혀지지 않았습니다. 다만, 연구를 통해 장내세균과 비타민의 관계성, 나아가서는 그 관계성이 건강을 유지하는 데 중요한 역할을 한다는 사실이 조금씩 알려지고 있습니다.

같은 유전자를 가지고 있지만 장내세균총이 다른 두 종류의 쥐에게 비타민B9(엽산)를 제거한 먹이를 주는 실험을 진행했습니다. 그 결과, 어떤 쥐는 활기가 넘치고 활동성이 높았지만 다른 쥐는 오히려 쇠약해졌습니다. 그 차이는 한 쥐에게는 비타민B9를 생성할 수 있는 장내세균이 있었고 한 쥐에게는 없었기 때문이었습니다.

사육 환경을 제어한 쥐를 통한 실험에서도 이런 결과가 나타났기 때문에 제각기 다른 환경에서 살아가며 다른 음식을 먹는 인간의 장내에서도 같은 현상이 나타나는 것은 전혀 이상한 일이 아닙니다.

비만과 알레르기, 난치병을 고치는 분변 미생물 이식

장내세균은 팀을 이루어서 다양한 역할을 수행하기에 식생활을 통해 장내를 건강하게 만들기 위해서는 시간이 필요합니다. 하지만 병이 있거나 일상에서 어려움을 겪는다면 여유롭게 변화를 기다리고 있을 수만은 없습니다. 병을 고치기 위해 장내 환경을 빠르게 개선해야 할 때는 분변 미생물 이식Fecal Microbiota Transplantation, FMT이라는 방법을 사용합니다.

분변 미생물 이식이란 병의 원인을 장내세균의 불균형으로 보고, 건강한 사람의 분변을 기증받아 그 안에 존재하는 장내 미생물을 환자의 장에 이식해 장내세균총 변화를 일으켜 질병을 치료하는 방법입니다.

오래전부터 세계 각지에서 시행되었다는 기록이 남아 있는데, 과학이 발전한 현대에 분변 미생물 이식이 주목받게 된 이유는 2013년에 네덜란드에서 난치성 장염(재발성 클로스 트리디오이데스 디피실Clostridioides Difficile 감염증)에 획기적인 치료 효과를 보였다는 사실이 확인되었기 때문입니다.[7]

그 후 많은 나라에서 분변 미생물 이식을 통해 다양한 질병을 치료하려는 시도가 있었습니다. 중국에서는 2017년에 알레르기성 장염이 있는 소아 열아홉 명에게 분변 미생물 이식이 이루어졌고 증상 완화와 장내세균총의 눈에 띄는 변화가 확인되었습니다.[8]

장에서 발생하는 소화관 질환 외에도 비만이나 제2형 당뇨병, 알코올성 간염, 우울증, 파킨슨병, 자폐 스펙트럼 장애 등 다양한 질환에 대한 분변 미생물 이식의 임상 실험이 이루어졌고 일부 실험에서 유용성이 확인되었습니다.

2022년 11월에는 호주의 의약품관리국Therapeutic Goods Administration, TGA이 클로스트리디오이데스 디피실 감염증 치료법으로 분변 미생물 이식을 승인했습니다. 머지않아 전 세계에서 분변 미생물 이식으로 많은 질병을 치료하는 날이 올지도 모릅니다.

장내세균의
다양성 전략

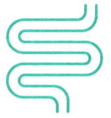

다양한 장내세균이 존재하는
장이 건강하다

이상적인 장내 환경을 간단히 정의하면 '가능한 한 많은 종류의 장내세균이 균형 있게 존재하는 상태'라고 할 수 있습니다. 다양한 종류의 장내세균이 존재하면 생성되는 대사물도 다양해지고 기대할 수 있는 건강 효과도 늘어납니다. 장내세균의 개수뿐만이 아니라 다양성도 중요합니다.

장에 다양한 세균이 있다는 것은
무슨 뜻일까?

인간이라는 생명체 안에 700~800종, 100조 개에 달하는 다른 생명체가 있다니 정말 놀랍지 않나요? 이렇게까지 다양하고 많은 균이 있는 이유는 인간이 지금까지 다양한 환경에서 살아왔으며 여러 가지 음식을 먹었기 때문입니다.

옛날 사람들은 자급자족하는 생활을 했습니다. 직접 키운 식재료나 잡은 물고기 등을 썩기 전에 먹어야 했습니다. 먹을거리를 선택할 여유는 없었고 다 먹을 수 없는 식재료는 발효시켜 저장했습니다. 그러한 생활을 하다 보면 섭취할 수 있는 영양소가 한쪽으로 치우치거나 에너지가 부족해지기도 했을 것입니다. 그렇기에 장에 살고 있는 균으로 이러한 영양 불균형을 보완했을 가능성이 있습니다. 다양한 장내세균은 오래전부터 이어온 인간의 생존 전략이 아닐지 추측해 봅니다.

한편으로 먹고 싶은 것을 언제든 쉽게 구할 수 있는 현대 사회에서는 계절에 상관없이 좋아하는 것만 먹게 되는 경우가 많습니다. 그러면 자주 먹는 음식을 좋아하는 균은 활성화되고 늘어나지만 그 외의 균을 사라지고 결과적으로 장내세균은 다양성을 잃게 됩니다.

2014년 과학 학술지 〈네이처 커뮤니케이션즈 **Nature Communications**〉에서 발표한 연구를 통해서도 이 사실을 확인할 수 있었습니다. 아프리카 탄자니아 북부에서 사는 하드자 부족의 대변과 이탈리아 볼로냐에서 생활하는 성인의 대변을 비교한 결과, 두 사람의 장내세균에는 큰 차이가 있었습니다. 특히 하드자 부족의 장내세균은 엄청나게 많은 종류가 있었습니다.[9]

하드자 부족은 그때그때 잡은 사냥감의 고기, 나무에 달린 열매와 잎 등을 먹고 살아갑니다. 먹고 싶을 때 항상 구할 수 있는 것도 아니고 장기간 저장할 수도 없어서 바로 남김없이 먹는 경우가 많습니다. 고기는 통째로 조리하고 잎은 그대로 먹고 과일도 껍질이 부드러우면 껍질째 먹습니다. 그렇게 다양한 영양소를 섭취해 에너지를 만들어냈고 장내세균은 다양한 먹이를 먹을 수 있었기에 더욱 다양해졌다고 볼 수 있습니다.

한편, 도시에 사는 사람은 우리와 마찬가지로 고기, 생선, 유제품, 파스타, 빵, 올리브유, 채소, 과일 등을 슈퍼에서 주로 구매했고 식이 섬유는 불용성과 수용성 모두 양이 적었다고 논문에 기재되어 있습니다. 다양한 음식을 골고루 먹고 있다고 생각하더라도 식품 종류가 제한적이라는 것이 도시 식생활의 한계입니다.

그렇다고 해서 하드자 부족처럼 살아야 한다는 비현실적인 주장을 하려는 것은 아닙니다. 우리가 옛날 사람들처럼 수렵 채집 생활을 하는 것은 불가능합니다. 하지만 도시형 식생활이 장내세균에 나쁜 영향을 주고 결과적으로 고도비만과 체력 저하, 질병으로까지 이어진다면 이대로 방치할 수는 없습니다.

장내세균은 인간을 위해 존재하는 것이 아닙니다. 우리가 먹이를 제공하기 때문에 장내세균이 우리의 장에서 생활하고 있을 뿐입니다. 장내세균의 힘을 빌려 우리는 건강하게 살아갈 수 있습니다. 장내세균과 좋은 공생관계를 유지하려면 가끔은 장내세균이 좋아하는 식사를 해야 하지 않을까요?

장내세균의 먹이는
'인간은 소화할 수 없는 것'

대표적인 포스트바이오틱스인 단쇄지방산을 만들어내는 장내세균은 식이 섬유와 올리고당을 먹이로 살아갑니다. 식이 섬유는 탄수화물에서 당질을 제외한 것으로 인간의 소화 효소로 분해되지 않는 음식물로 정의됩니다.[10] 식이 섬유는 위나 장에서 소화되지 않고 대장까지 갑니다.

식이 섬유는 3대 영양소인 탄수화물, 지방, 단백질처럼 직접적으로 몸의 에너지원과 구성 재료가 되지 않기 때문에 음식물 찌꺼기라고 부르기도 합니다. 하지만 최근에는 식이 섬유가 장내세균의 에너지원이 되어 다양한 건강 효과를 가져온다는 사실이 밝혀지면서 기존의 3대 영양소에 비타민, 미네랄, 식이 섬유를 더해 6대 영양소로 분류하기도 합니다.

식이 섬유는 크게 두 종류가 있습니다. 물에 잘 녹지 않는 불용성 식이 섬유와 물에 잘 녹는 수용성 식이 섬유입니다. 불용성 식이 섬유는 수분이 포함되면 팽창해서 변의 부피를 늘리고 장을 자극해서 연동 운동을 촉진합니다. 식이 섬유가 풍부한 식재료는 대부분 불용성 식이 섬유와 수용성 식이 섬유 두 종류가 모두 들어 있습니다. 불용성 식이 섬유는 대두나 소두 등의 콩류, 무말랭이, 몰로키아 등의 채소류, 표고버섯, 팽이버섯과 같은 버섯류 등에 풍부합니다.

수용성 식이 섬유는 물에 녹는 젤리 형태가 되어 영양소의 흡수 속도를 완만하게 조절하고 식후 혈당 상승을 막아줍니다. 수용성 식이 섬유의 대부분이 장내세균의 먹이가 됩니다. 문제는 수용성 식이 섬유는 불용성 식이 섬유와는 달리 우리가 평소 먹는 음식에는 많이 들어 있지 않다는 것입니다. 수용성 식이 섬유는 오트밀의 원료인 귀리, 보리(납작보리), 통밀, 낫토 등에 풍부합니다.

또 다시마나 미역 등의 해조류도 식이 섬유가 풍부합니다. 하지만 특유의 점성 때문에 수용성 식이 섬유와 불용성 식이 섬유가 구분되어 있지는 않습니다.

식이 섬유와 함께 장내세균의 먹이가 되는 올리고당은 여러 종류의 탄수화물 중에서 최소 단위인 단당류 2~10개(일반적으로는 3개 이상)가 결합한 것으로 소당류라고도 부릅니다.[11] 위나 소장에서 소화되는 소화성 올리고당과 소화되지 않고 대장까지 도달하는 난소화성 올리고당 두 종류가 있고 장내세균의 먹이가 되는 것은 난소화성 올리고당입니다.

난소화성 올리고당은 다음과 같은 식품에 들어 있습니다.

- **프락토 올리고당** 양파, 우엉, 바나나 등
- **대두 올리고당** 두부, 두유 등 대두를 사용한 식품
- **갈락토 올리고당** 우유, 모유 등

또 가열해서 식힌 곡물류, 콩류, 뿌리채소에 있는 저항성 전분Resistant Starch도 위나 소장에서 소화되지 않고 대장까지 도달해 장내세균의 먹이가 됩니다. 난소화성 올리고당과 저항성 전분도 식이 섬유와 같은 역할을 하기에 이 책에서는 두 가지 모두 식이 섬유라는 전제로 설명하겠습니다.

이렇게 장내세균은 인간이 먹은 것을 먹으며 살아갑니다. 인간이 스스로 소화하지 못하는 것을 장내세균에게 대사하게 해서 인간에게 도움이 되는 형태로 바꿔서 활용하고 있는 것입니다.

장내세균이 좋아하는 식이 섬유가 많은 식재료를 소개

했는데 평소 자주 먹는 음식들인가요? 만약 최근에 먹지 않았다면 이번 기회에 꼭 챙겨 먹기 바랍니다.

장내세균의 종류를
100종 이상 늘려주는 찰보리

식이 섬유는 장내 환경을 개선하는 데 중요한 역할을 하지만 현대인에게는 부족한 경우가 많습니다. 우리 연구소에서는 일본 효고현 가토시와 고베시의 회사와 협력해 식이 섬유가 풍부한 찰보리를 두 달 동안 먹었을 때의 변화를 관찰하는 실험을 진행했습니다. 그 결과 장내세균이 평균적으로 약 100종이나 늘었습니다.[12]

2020년 10월부터 두 달 동안, 가토시의 회사에 다니는 남녀 직원 각각 30명씩, 총 60명에게 찐 찰보리밥 한 공기(70g) 분량을 매일 아침에 먹게 했습니다. 실험 전에 직원들의 장내세균을 조사했을 때, 그 종류는 평균 770종으로 우리가 수집한 전국 평균 데이터와 큰 차이가 없었습니다. 그런데 실험 후에는 평균 약 880종으로 증가했습니다.

그리고 1,000종 이상의 다양한 세균이 있는 사람은 전국에 12퍼센트인데 비해 실험 전 가토시 직원은 3퍼센트 정도로 무척 적었습니다. 하지만 실험 후에는 17퍼센트로 늘어났고 1,500종이 넘는 사람도 네 명이나 되었습니다.

이 실험 결과는 장내세균이 얼마나 식이 섬유를 좋아하는지를 보여줍니다. 실험 후 배변 활동이 좋아져 변의 양이 늘고 잔변감이 사라졌다고 답한 사람이 많아진 것도 균이 다양해져 장내 환경이 개선된 결과입니다.

또 간식 횟수가 줄어드는 경향도 보였습니다. 포만감이 오래가는 식이 섬유 섭취량이 늘어나면서 과식 예방에도 도움이 되었다고 볼 수 있습니다.

장내세균총을
확인하는 방법

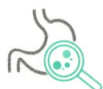

자신의 장내 상태를 알고 싶을 때, 연구소에 의뢰해서 세세하게 분석한 자료를 보지 않더라도 대략적으로 알 수 있는 방법이 있습니다. 바로 변의 상태를 보는 것입니다.

배변할 때 오늘은 힘을 많이 주지 않고 나왔다거나 변이 딱딱해서 힘들었다거나 부드럽다거나 하는 느낌이 있을 것입니다. 또 물을 내릴 때 눈으로 형태를 확인할 수도 있습니다. 변의 딱딱한 정도나 모양으로 장내세균총의 상태를 어느 정도 점검할 수 있습니다.

지표로는 병원과 요양 시설 등에서 널리 사용하는 브리스틀 스케일Bristol Scale이 있습니다. 1997년 영국의 브리스틀 왕립 진료소에서 개발한 지표로 대변의 딱딱함, 형태 등의 특징을 7단계로 분류한 것입니다.[13]

딱딱한 변	**① 동글동글한 변** 동글동글한 토끼 똥 모양으로 딱딱한 덩어리 모양	
	② 딱딱한 변 단단하고 작은 덩어리가 모인 소시지 모양	
	③ 다소 딱딱한 변 표면이 갈라져 있는 소시지 모양	
일반적인 변	**④ 일반적인 변** 수분을 적당히 포함하고 있으며 표면이 매끄러운 소시지 모양. 또는 뱀처럼 똬리를 튼 모양	
부드러운 변	**⑤ 다소 부드러운 변** 수분이 많지만 어느 정도는 형태가 있는 덩어리 모양	
	⑥ 부드러운 변 가장자리가 뭉개지고 으깨져 모양이 잡히지 않는 상태	
	⑦ 물처럼 묽은 변 단단한 건더기가 없고 수분이 많은 물 같은 상태	

참조: Luke J D O'Donnell, et al., "Detection of pseudodiarrhoea by simple clinical assessment of intestinal transit rate" BMJ. 1990 Feb 17; 300(6722): 439-440

①에서 ③까지는 딱딱한 변, ④는 일반적인 변, ⑤에서 ⑦까지는 부드러운 변으로 분류되며 일반적인 변일 때 장내세균총이 좋은 상태라고 판단합니다. 일반적인 변은 딱딱한 변처럼 수분이 너무 적지도 않고 부드러운 변처럼 수분이 너무 많지도 않습니다. 적당한 양의 수분을 포함하고 있어 표면이 매끄러운 상태입니다. 힘들이지 않고 변이 잘 나오고 잔변감이 없는 것이 가장 이상적입니다.

배변 횟수나 빈도는 개인차가 있습니다. 하루에 두 번이든, 이틀에 한 번이든 큰 문제는 없습니다. 매일 변을 보지 않으면 변비라고 생각하는 사람이 많지만 변비는 횟수의 문제만이 아닙니다.[14]

매일 변을 보더라도 브리스틀 스케일의 ①처럼 동글동글하고 딱딱한 변이 계속 나오거나 ⑦처럼 물처럼 묽은 변이 계속 나온다면 장내세균총이 좋은 상태라고 할 수 없습니다.

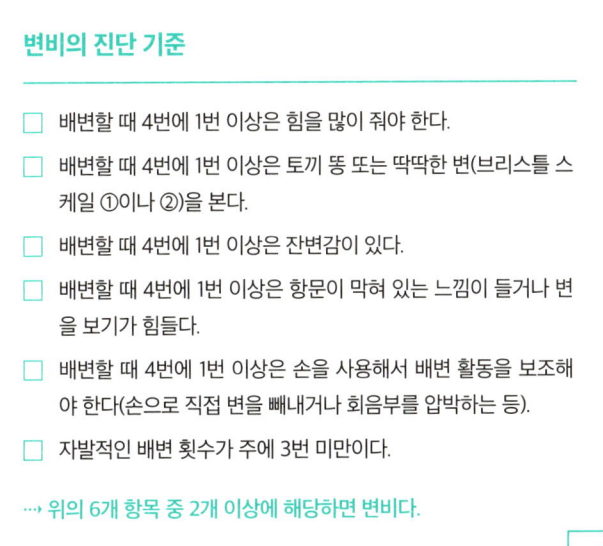

변비의 진단 기준

☐ 배변할 때 4번에 1번 이상은 힘을 많이 줘야 한다.

☐ 배변할 때 4번에 1번 이상은 토끼 똥 또는 딱딱한 변(브리스틀 스케일 ①이나 ②)을 본다.

☐ 배변할 때 4번에 1번 이상은 잔변감이 있다.

☐ 배변할 때 4번에 1번 이상은 항문이 막혀 있는 느낌이 들거나 변을 보기가 힘들다.

☐ 배변할 때 4번에 1번 이상은 손을 사용해서 배변 활동을 보조해야 한다(손으로 직접 변을 빼내거나 회음부를 압박하는 등).

☐ 자발적인 배변 횟수가 주에 3번 미만이다.

⋯→ 위의 6개 항목 중 2개 이상에 해당하면 변비다.

최근 물을 자동으로 내려주는 화장실이 늘어나며 냄새를 맡을 일이 없어졌습니다. 딱딱한 정도나 모양만큼 신경 쓰지 않아도 되지만 만약 변 냄새나 방귀 냄새가 지독한 상태가 계속된다면 식습관 개선이 필요합니다. 왜냐하면 나쁜 냄새의 원인이 되는 음식을 많이 먹고 있다는 뜻이기 때문입니다. 한마디로 균형 잡힌 식생활을 하지 못한다는 의미이고 동시에 장내세균의 다양성도 무너졌다고 볼 수 있습니다.

·

2장

장은 특별하고
조금 이상하다

장이란 과연
무엇일까?

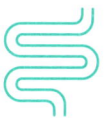

알면 알수록 심오한
장의 세계

　지금까지 왜 장과 장내세균이 주목받고 있는지, 장내세균이 우리에게 어떤 영향을 미치고 있는지 대략적으로 설명했습니다. 앞으로는 장내세균의 다양한 역할과 더 큰 효과를 얻기 위한 공생의 비결을 구체적으로 소개해 보겠습니다. 하지만 그전에 장내세균이 살고 있는 '장'에 대해서 살펴보겠습니다.

장의 성질을 알면 다양한 질문에 답을 얻을 수 있습니다.

- 왜 장과 장내세균이 영양소의 흡수뿐만 아니라 당뇨병과 동맥경화, 고혈압, 암 등의 질병과 깊은 관련이 있는지

- 왜 살이 쉽게 찌는 사람과 살이 잘 찌지 않는 사람, 쉽게 지치는 사람과 항상 에너지가 있는 사람, 알레르기 유무, 몸이 찬 사람과 따뜻한 사람 등의 체질을 장이 결정짓는지

- 체질, 몸 상태에 대한 여러 고민을 해결하려면 왜 가장 먼저 장의 역할에 주목해야 하는지

- 장이 면역력을 관장하는 이유는 무엇인지

- 인간이 방대한 장내세균과 공생할 수 있는 이유는 무엇인지

알면 알수록 다양하고 폭넓은 장의 역할에 놀라게 될 것입니다.

상상 그 이상의
장의 역할

장이라는 장기가 몸속에서 어떤 역할을 하는지 알고 있나요? 모두가 알고 있듯 영양분의 흡수와 배변도 중요한 기능 중 하나이지만 그 외에도 다양한 역할이 있습니다. 앞에서 다양하고 심오한 장내세균을 소개했기 때문에 다른 기능도 있다는 사실을 이미 눈치챈 사람도 많을 것입니다. 장과 장내세균이 우리 몸에 미치는 영향은 다음과 같습니다.

소화, 영양 흡수, 불필요한 물질의 배출

장은 소화 기관으로 분류되는 만큼 가장 큰 기능은 섭취한 음식을 소화하고 흡수하고 배설하는 일입니다. 입을 통해 먹은 것은 식도와 위를 지나 장으로 이동합니다. 그리고 효소 등을 활용해서 소화하고 흡수한 뒤 불필요하거나 해로운 물질을 변이라는 형태로 배출하는 것이 장의 주요 역할입니다.

이물질, 바이러스, 병원균의 침입과 질병 예방

영양분을 흡수하는 과정에서 해로운 물질, 원래 체내에 들어가서는 안 되는 물질도 함께 몸속으로 들어가려고 합니다. 그러한 유해 물질을 구분하고 침입을 막는 면역 기능은 장의 중요한 역할 중 하나입니다.

또 면역 과잉 반응 중 하나인 염증은 전신의 다양한 질병과 몸 상태와 밀접한 관련이 있습니다. 우리의 생활 양식을 크게 바꾼 신종코로나바이러스(이하 코로나19)도 면역력과 관련이 있지만 코로나19가 중증화하는지는 염증 반응이라는 점에서 장과 깊은 관련이 있습니다.

그 외에도 알레르기나 당뇨병, 고혈압, 암과 같은 생활습관병과의 연관성도 조금씩 밝혀지고 있습니다.

체형에 미치는 영향

무엇을 흡수하고 무엇을 배출하는지를 결정하는 장은 우리의 체형에도 영향을 줍니다. 최신 연구를 통해 마른 사람의 장내세균에는 일정한 경향이 있으며 날씬 균이라고 불리는 균이 있다는 사실이 확인되었습니다. 체형과 장, 체형과 장내세균의 관련성은 앞으로 더욱 자세히 밝혀질 것으로 기대됩니다.

노화 방지

노화의 원인 중 하나는 노폐물이 배출되지 않아 세포가 지속적으로 타격을 받고 그 영향이 축적되는 것입니다. 장의 상태와 전신의 노화는 깊은 관련이 있으며 장내 환경을 조절하면 노화 속도를 늦출 수도 있습니다.

또 건강하게 장수하는 사람의 장내에는 공통된 특징이 있다는 사실도 밝혀지고 있습니다.

정신과 뇌와의 관련성

앞에서 뇌와 장의 상호작용을 언급했듯 장과 정신 상태, 사고와의 관련성도 조금씩 밝혀지고 있습니다. 정신적으로 우울하거나 불안정할 때 생각을 제어하는 것은 힘들지만 장이 좋아하는 일을 하면 정신적으로도 안정을 찾을 수 있습니다. GABA가 대표적인 사례입니다. 장내세균이 만들어내는 GABA는 몸과 마음을 안정시켜 스트레스를 완화해 줍니다.

장과 장내세균의 다양한 기능이 어느 정도 파악되었나요? 장이라는 단 하나의 기관을 잘 관리하면 이렇게 다양한 효과를 누릴 수 있습니다. 이 책에서는 계속해서 장의 다양한 기능을 보다 자세히 소개할 예정입니다. 그리고 그 다양한 기능을 강화하기 위한 식습관에 대해서도 함께 알아보겠습니다. 이 책을 계기로 더 많은 사람이 장에 관심을 가지기 바랍니다.

장의 역할은
흡수인가, 배출인가?

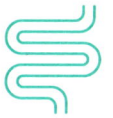

소화, 흡수, 면역 기능이 있는 소장과
방대한 균의 요람 대장

지금까지 계속 장이라고 했지만, 장은 크게 소장과 대장으로 나눌 수 있습니다. 더 구체적으로는 소장은 십이지장, 공장, 회장으로 나눌 수 있고, 대장은 맹장, 결장, 직장으로 나눌 수 있습니다.

우리가 입을 통해 섭취한 음식은 식도를 통해 위로 전달되고 그곳에서 대부분 끈적끈적한 죽 상태로 소화됩니다. 소장은 음식을 더 잘게 분해해서 영양분을 흡수하고 남은 물질을 대장으로 보냅니다. 식이 섬유는 위나 소장에서 소화 흡수되지 않기 때문에 그대로 대장으로 이동합니다.

소장은 몸속에 있는 가장 긴 장기로 거의 6미터에 달합니다. 장의 표면은 융모라고 하는 돌기로 덮여 있는데 부드러운 카펫처럼 잔주름이 있는 형태입니다. 표면적이 넓어 보다 많은 영양분을 효율적으로 흡수할 수 있습니다. 소장에서 흡수된 영양분은 혈관을 지나 온몸으로 보내집니다.

또 소장은 우리 몸의 반 이상의 면역 세포가 모여 있어 인체 최대의 면역 기관이라 불리기도 합니다. 입을 통해서는 음식과 음료뿐만 아니라 바이러스나 병원균, 먼지 등의 이물질도 함께 들어올 수 있습니다. 이물질의 침입을 막는 면역 장벽이 제대로 역할을 할 수 있도록 장의 융모는 서로 얽혀서 벽을 뒤덮고 있습니다. 그리고 그 벽을 뚫고 들어오는 이물질을 물리치기 위해 벽 안쪽에 면역 세포가 존재합니다. 면역 세포는 즉각적으로 이물질을 물리칠 수 있도록 항상 준비하고 있습니다.

소장

주요 역할	식품을 분해하고 영양분을 흡수한다.
특징	평균 6~7m 몸의 반 이상의 면역 세포가 모여 있다.
세균 수	공장, 회장에는 100만 개/g 이상의 장내세균이 있다.
세균	유산균이 많이 살고 있다. 공기(산소)가 쉽게 유입되므로 산소 유무와 상관없이 서식할 수 있는 세균(통성 혐기성 세균)이 주로 존재한다.

대장

주요 역할	수분을 흡수하고 변을 만든다.
특징	평균 약 1.5m
세균 수	1,000억 개/g 이상이 모여 있다. 대부분의 장내세균이 이곳에 존재한다.
세균	비피두스균이 많이 살고 있다. 거의 공기가 없는 상태이기 때문에 산소가 있으면 살 수 없는 세균(편성 혐기성 세균)이 많다.

장의 부위와 특징

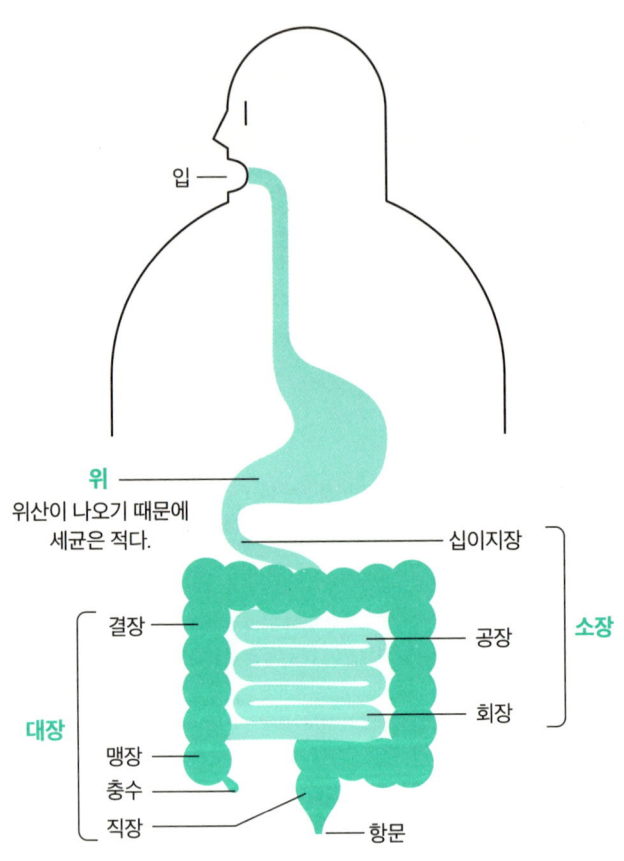

입

위
위산이 나오기 때문에
세균은 적다.

십이지장

결장

공장

소장

회장

대장

맹장
충수
직장

항문

대장은 소장에서 흡수되고 남은 물질에서 수분과 나트륨 등의 전해질을 흡수해 변을 만든 후 일시적으로 변을 저장하는 역할을 합니다. 위나 소장에서 소화 흡수되지 않고 대장까지 도달한 식이 섬유는 변의 부피를 늘리거나 유익균의 먹이로 대사됩니다.

대장의 길이는 약 1.5미터입니다. 소장에서 흘러 들어오는 물질은 액체 상태인데 그 상태에서 수분이 천천히 흡수되면서 고형물로 변합니다. 대장을 통과하는 시간이 짧으면 수분이 충분히 흡수되지 않아 묽은 변이 나오고, 반대로 대장을 통과하는 시간이 길면 수분이 많이 흡수되어 변이 딱딱해지고 변비가 생깁니다.

어떻게 영양소는 흡수하고
외부의 적은 차단할까?

장의 면역 기능은 상황에 맞춰 유연하게 움직입니다. 면역 세포는 장에 머무를 뿐 아니라 때때로 전신을 돌아다니며

소장의 구조

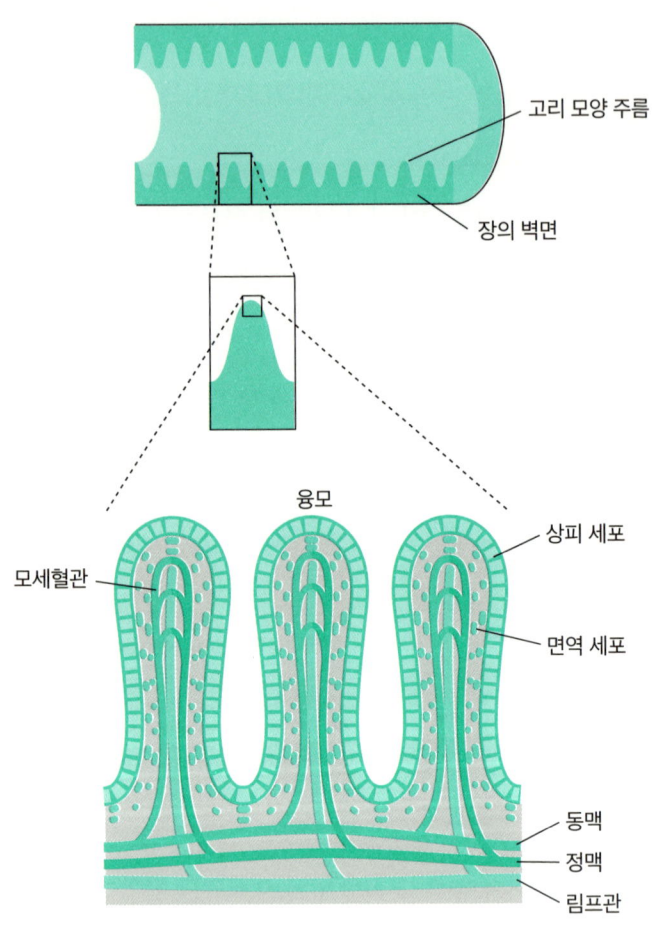

고리 모양 주름

장의 벽면

융모

상피 세포

모세혈관

면역 세포

동맥
정맥
림프관

이물질이 들어오지 않았는지 점검하고 이물질이 침입하면 공격해서 제거합니다. 이것이 장의 면역 시스템의 기본 작용입니다.

하지만 장에는 식품 성분과 장내세균과 같이 이물질이지만 몸에 유익한 물질도 있습니다. 유익한 이물질은 제거하지 않고 활용하고 바이러스나 병균, 먼지 등 몸에 해로운 이물질만 차단해야 하는데 유익한지 해로운지에 대한 판단은 항상 장에서 이루어집니다.

장의 면역 시스템이 차단해야 하는 물질과 이용해야 하는 물질의 리스트를 가지고 있는 것은 아닙니다. 가끔은 전혀 알 수 없는 균이 들어오겠지만 장은 그 유용성을 판단해야 합니다. 또는 알고 있던 균이 변이를 일으키면 다시 새롭게 판단해야만 합니다. 이러한 균과의 공방은 코로나19를 떠올리면 이해하기 쉬울 것입니다.

외부와 접촉할 기회가 많은 입, 코, 피부, 생식기 등에도 면역 세포가 있지만 장만큼 면역 세포가 많이 모여 있는 곳은 없습니다. 장의 면역 시스템은 다른 장기와 비교해 압도적으로 많은 이물질과 접촉하고 그 이물질이 유익한지 유해한지 힘든 판단을 해야 하기 때문입니다. 이러한 점에서 산소를 흡수해 이산화탄소를 배출하는 폐와는 기능적으로 큰 차이가 있습니다.

유익한 이물질을 제거하지 않고 받아들이는 기능을 면역 관용 Immune Tolerance 이라고 합니다. 면역 관용 덕분에 우리는 영양소를 흡수하고 장내세균을 체내에 존재하게 해 공존할 수 있는 것입니다.

유익균과 유해균을 넘어선
균과의 공생

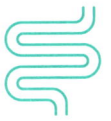

산소가 있는 소장과
산소가 없는 대장에 존재하는 균

소장과 대장은 하나로 연결되어 있습니다. 하지만 각각의 장소에서 서식하는 장내세균은 종류도 성격도 전혀 다릅니다. 그 차이를 결정짓는 가장 큰 요인이 바로 산소의 양입니다.

소장에는 산소가 있기 때문에 산소가 다소 있는 환경에서도 살아갈 수 있는 통성 혐기성 세균이 많이 살고 있습니다. 대표적인 통성 혐기성 세균이 유산균입니다. 유산균은 산소가 있어도 살 수 있기 때문에 소장에 많이 존재합니다. 조금 더 자세히 설명하면 십이지장처럼 소화액이 많은 부위에는 균이 적고, 그 아래의 공장과 회장으로 가면 균이 많아집니다.

대장은 기본적으로는 산소가 거의 없는 환경입니다. 그래서 산소를 싫어하는 편성 혐기성 세균이 월등히 많습니다. 대표적인 편성 혐기성 세균인 비피두스균을 비롯해 산소를 싫어하는 낙산균도 대장에 살고 있습니다. 운동 지구력을 향상시키는 베일로넬라균도 대장에서 서식합니다. 균의 개체수로 보면 소장보다 대장에 장내세균이 훨씬 더 많이 존재합니다.

균을 보면 소장 속 균인지 대장 속 균인지 알 수 있을 정도로 두 곳의 장내세균은 확연히 차이가 납니다. 장내세균 측정에 사용되는 변에는 대장 속 균이 많이 포함되어 있습니다. 하지만 드물게 변에서 유산균이 많이 검출되는 경우가 있는데 이는 장내 환경에 이상이 있을 가능성을 보여줍니다. 왜냐하면 산소가 있는 소장에 많이 서식하는 유산균은 무산소 상태의 대장에는 거의 없기 때문입니다. 그래서 대장에 있는 균이 많이 검출되는 대변에서는 보통 발견되지 않습니다.

유산균이 변에서 검출된다는 것은 대장의 환경이 악화해 산소가 존재한다는 의미입니다. 장의 환경을 좋은 상태로 되돌리는 것도 장내세균의 역할이기 때문에 요거트 같은 발효 식품을 많이 먹고 좋은 균이 활동할 수 있는 환경을 만들어야 합니다.

비피두스균은
살아 있다

여기까지 읽은 독자라면 '유산균은 산소가 있는 소장에서만 살 수 있고, 산소를 싫어하는 비피두스균은 대장에서만 살 수 있다고 했으니까 외부 공기와 접촉하는 요거트 속 비피두스균은 이미 죽은 상태라는 걸까?'라고 궁금해할 수 있습니다.

하지만 걱정할 필요는 없습니다. 시판 요거트 제품은 다양한 연구를 통해 비피두스균이 살아 있도록 만들어졌습니다. 비피두스균이 살아서 장까지 도달한다는 문구가 적혀 있다면 균은 살아 있습니다. 요거트를 제조하는 과정에서 산소에 닿지 않도록 한 것은 물론이고 산소를 이용해 비피두스균의 먹이를 만드는 유산균을 비피두스균과 함께 넣어서 산소의 양을 조절합니다.

제품에 따라서는 비피두스균을 산소로부터 지키기 위해 특수한 소재로 균을 감싸 보호하는 캡슐 기술, 산소 투과성이 낮은 용기를 사용해 비피두스균의 보존성을 높이는 기술,[1] 비교적 산소에 강한 종류의 비피두스균을 사용하는 기술 등을 활용합니다.

이렇게 다양한 기술을 적용해 만든 것이기 때문에 먹기 전에 살짝 휘젓는 것은 괜찮지만 뚜껑을 열고 오랜 시간 방치하면 비피두스균이 죽어버릴 수도 있습니다. 다양한 연구를 통해 살아 있는 상태로 요거트에 담은 균이 죽어버리지 않도록 개봉 후에는 빠르게 섭취하는 것이 좋습니다. 다 먹을 수 없는 양이라면 뚜껑을 잘 닫아서 산소에 닿지 않도록 한 후 소비기한 내에 먹는 것을 추천합니다.

유익균과 유해균은
단순한 이분법의 문제가 아니다

　장의 활동에 대해 잘 아는 사람 중에는 이상적인 장내세균의 비율은 유익균 20퍼센트, 유해균 10퍼센트, 기회 감염균Opportunistic Pathogen 70퍼센트라고 기억하는 사람도 있을 것입니다. 유익균은 우리 몸에 긍정적으로 작용하는 유산균과 비피두스균 등을 말합니다. 유해균은 장내 부패를 일으키거나 독소를 만드는 균으로 설사, 복통 등의 증상과 함께 식중독을 일으키는 황색포도상구균Staphylococcus Aureus, 살모넬라균Salmonella, 클로스트리디움 퍼프린젠스Clostridium Perfringens 등입니다.

　둘 중 어느 쪽에도 포함되지 않는 장내세균을 기회 감염균이라고 합니다. 기회 감염균은 특징적인 작용이 없고 말 그대로 장내에서 유익균이 늘어나면 유익균이 되고 유해균이 늘어나면 유해균이 되는 균입니다.

　건강하게 살아가기 위해서는 당연히 유익균이 많아야 하지만 어느 정도의 비율이 가장 이상적인지는 아직 정확히 알지 못합니다. 게다가 유익균과 유해균이라는 표현은 원래 학술 용어는 아닌 데다가 최근 연구가 진행되면서 이러한 이분법적인 표현은 적절하지 않게 되었습니다.[2] 기회 감염균 중에서도 유익한 작용을 하는 균이 발견되거나 유해균이 다른 균의 영향을 받으면 해로운 작용을 하지 않는 경우 등 단순하게 유익균과 유해균, 두 가지로 분류하기가 어려워지고 있기 때문입니다.

또 아무리 유익한 대사물을 만들어내는 균이라고 하더라도 숙주인 우리가 먹이를 제대로 공급하지 않으면 아무것도 만들어내지 않습니다. 먹이가 없으면 대사물을 만들지도 못하고 점차 그 수도 줄어듭니다. 게다가 같은 균이 인체에 유익한 대사물과 유해한 대사물을 동시에 만들어내기도 합니다. 이러한 상황에서는 어떤 균을 유익하다고 해야 할지, 유해하다고 해야 할지 단정하기 어렵습니다.

우리의 장은 자연 생태계와도 닮았습니다. 다양한 균이 존재하고 외부에서 새로운 균이 들어오고 나가면서 전체적인 균형을 이룹니다. 이렇게 매일 장내세균이 변화하는 상황에서는 유익균과 유해균의 균형을 잘 유지하면서 유익한 대사물을 더 많이 생성하도록 하는 것을 새로운 장 건강의 기본 원칙으로 삼아야 합니다.

습관을 바꾸면
장내 환경과 체질이 바뀐다

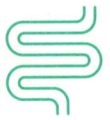

식습관과
장의 세 가지 유형

장내세균은 우리가 무엇을 먹는지에 따라 달라집니다. 개인차가 있지만 장내세균총은 식생활의 영향을 받기 때문에 식습관이 극단적으로 변하지 않는 한 크게 달라지지 않는다는 논문[3]이 2011년에 세계적인 과학 학술지 〈네이처 Nature〉에 발표되었습니다. 장내세균총의 유형을 엔테로타입 Enterotype이라고 하며 이 논문에서는 다음과 같이 세 가지로 분류했습니다.

장내세균의 세 가지 유형은 다음과 같습니다.

① 단백질과 지방을 많이 섭취하는 육식형 박테로이데스 Bacteroides

② 밀과 옥수수 등의 곡물을 먹고 식이 섬유와 당질을 많이 섭취하는 초식형 프레보텔라 Prevotella

③ 육식형 박테로이데스와 초식형 프레보텔라의 중간 정도의 식생활로 잡식형 루미노코카세 Ruminococcaceae

세 가지 유형의 명칭은 각각 특징적인 균의 속성에서 유래합니다. 논문에 따르면, 이 유형은 국가나 지역별로 비슷한 경향이 있다고 합니다. ① 육식형은 미국인과 중국인이 많고, ② 초식형은 중남미인, 아프리카인, 동남아시아인이 많으며, ③ 잡식형은 일본인과 스웨덴인이 많다고 합니다.

국립연구개발법인 의약기반건강영양연구소에서 9,000명의 일본인을 대상으로 조사한 결과, 전국적으로 육식형, 초식형, 잡식형의 비율이 약 4:1:5였습니다. 단, 이 유형 구분은 유병률이나 우월성을 기준으로 한 것은 아닙니다.

식사가 장내 환경에 미치는
영향은?

우리는 2017년부터 야마구치현 슈난시와 오사카시 등을 비롯한 다양한 지역에서 장내 환경과 건강 관련 조사를 실시했고 식습관과 장내세균 사이에 명확한 관련성이 있다는 사실을 확인했습니다.

예를 들어 야마구치현 슈난시에서 86명의 장내세균을 조사했더니 육식형, 초식형, 잡식형의 비율은 7:1:2로 육식형이 70퍼센트를 차지한다는 놀라운 결과가 나왔습니다.

놀라운 결과라고 표현한 이유는 슈난시는 바다와 산으로 둘러싸인 자연환경이 아름다운 지역이라 채소 섭취량이 많을 것이라고 예상했기 때문입니다. 실제로 참가한 사람 중에도 채소를 많이 먹는다고 답한 사람이 많았습니다.

하지만 식사를 확인해 보니 분명 녹황색 채소는 전국 평균보다 많이 먹었지만 뿌리채소 등 그 외의 채소 섭취량은 전국 평균보다 낮았고, 그 결과 식이 섬유의 섭취량이 상당히 낮다는 사실을 확인했습니다. 장내세균은 사람들이 생각

장내세균총의 세 가지 유형

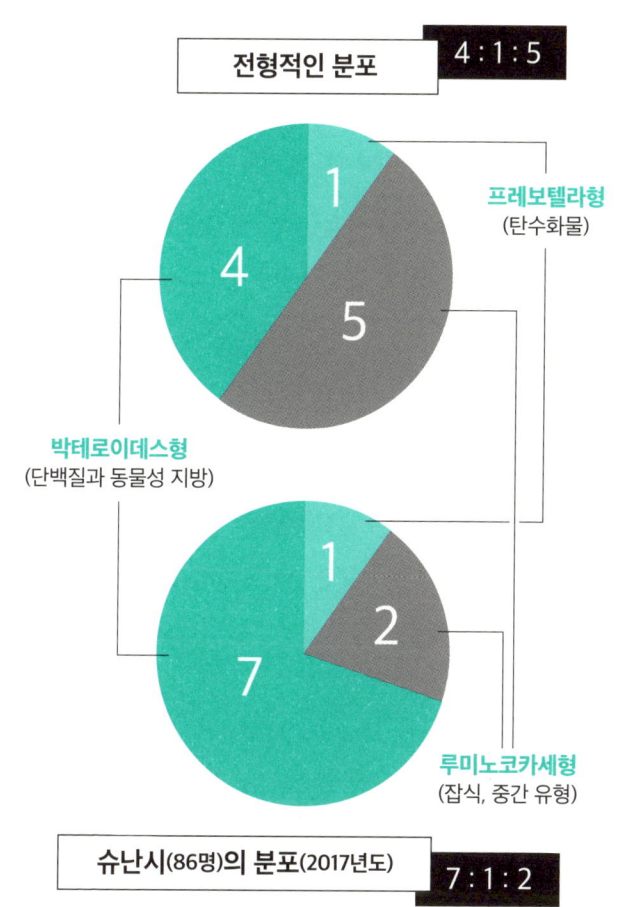

전형적인 분포　**4 : 1 : 5**

1

5

4

프레보텔라형
(탄수화물)

박테로이데스형
(단백질과 동물성 지방)

1

2

7

루미노코카세형
(잡식, 중간 유형)

슈난시(86명)의 분포(2017년도)　**7 : 1 : 2**

하는 것 이상으로 식습관을 반영합니다.

이 결과를 바탕으로 황색 채소 이외의 채소 섭취량을 늘리라고 조언했더니 초식형과 잡식형의 장내세균이 늘어났습니다.

이 조사는 장내세균총에는 식생활이 큰 영향을 미치며 식습관이 바뀌면 장내세균총 또한 변화한다는 사실을 증명합니다. 반대로 장내세균총을 조사함으로써 자신이 알지 못했던 편식 습관을 파악하는 것도 가능합니다.

일본인을 대상으로 한 최신 연구에서는 일본인의 장내세균총은 다섯 가지 유형으로 분류되며 위장 기능과 생활 습관병과 관련이 있을 가능성이 있다는 사실을 확인할 수 있었습니다.[4] 이러한 연구가 진행되면 장내세균총과 식습관, 그리고 질병 위험성과의 인과관계도 확실하게 밝혀지지 않을까 기대합니다.

건강하게 오래 산 사람들의 장은
어느 유형일까?

장내세균총이 식습관에 의해 변화한다면 어떤 식습관과 장내 환경을 갖춰야 건강하고 오래 살 수 있을지 궁금한 사람도 많을 것입니다. 물론 건강하게 오래 사는 고령자의 장내세균을 조사하고 분석한 연구도 있습니다. 특히 일본 장내세균 연구의 일인자로 알려진 교토부립의과대학교의 나이토 유지 교수가 시행한 연구가 유명합니다.

이 연구에서는 2017년부터 100세 이상 장수 인구가 전국 평균의 약 3.3배나 되는 교토부 북부의 교탄고시에 사는 고령자를 대상으로 장내세균을 조사했습니다. 그 결과, 100세가 넘도록 건강한 고령자의 장에는 몸에 유익한 단쇄지방산을 만들어내는 비피두스균과 낙산균이 풍부했는데, 그중에서도 낙산균이 풍부했습니다.[5]

교탄고시는 식재료를 논밭에서 경작하거나 산과 바다에서 조달하는 경우가 많았습니다. 바다가 가까운 지역이기 때문에 생선과 해조류를 활용한 전통 식사가 유명하며 보리와 현미도 많이 먹는다고 합니다.

해조류나 보리 등에 풍부한 수용성 식이 섬유는 비피두스균과 낙산균을 늘리는 좋은 식재료입니다. 먹이가 풍부하면 단쇄지방산도 많이 생기기 때문에 긍정적인 건강 효과를 기대할 수 있고 건강하게 장수할 수 있습니다.

이 연구를 통해 건강하게 오래 살기 위해서는 좋은 장내세균을 늘릴 수 있는 식사가 중요하다는 사실을 알 수 있었습니다. 하지만 이러한 균이 어릴 때부터 많았는지, 언제부터 지금과 같은 장내세균총을 이루었는지, 언제부터 균이 건강하게 오래 사는 데 기여했는지를 알 수 없다는 점은 연구의 한계입니다.

장내세균 연구는 아직 역사가 오래되지 않았기 때문에 깊은 상관관계를 분석할 수 있는 몇십 년 동안의 장기간 추적 조사 데이터가 없습니다. 하지만 다양한 조사와 연구가 진행되면서 건강하게 장수하려면 균의 다양성이 중요하다고 말할 수 있게 되었습니다. 왜냐하면 균이 다양할수록 생성되는 포스트바이오틱스도 다양해지고 우리가 얻을 수 있는 질병 예방 및 개선 효과도 커지기 때문입니다.

구체적으로 어떤 균과 포스트바이오틱스가 우리의 건강에 도움을 주는지에 관한 연구는 인류와 장내세균의 긴 역사에 비추어보면 여전히 시작 단계에 불과합니다. 앞으로 밝혀내야 할 과제이지만, 다르게 생각해 보면 우리가 더 건강하게 장수할 가능성이 아직 무궁무진하게 숨어 있다고도 할 수 있습니다.

제2의 뇌,
그 이상의 역할을 하는 장

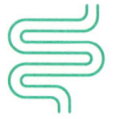

장은 생명의 근간이다

뇌와 장은 밀접한 관련이 있으며 장은 '제2의 뇌'라고도 불립니다. 하지만 지금까지 언급한 장의 다양한 역할과 더불어 다세포생물의 역사를 생각하면 제2의 뇌라는 단어로도 장의 역할을 충분히 설명하지 못한다는 생각이 듭니다.

가장 원시적인 다세포생물은 '히드라Hydra'라고 하는 강장동물(腔腸動物)로 뇌가 없고 거의 장만으로 살아갑니다. [6] 히드라는 영양소를 섭취하는 입(입구)과 장, 배설하는 항문(출구)의 구조로 이루어져 있습니다. 그 후 어류, 양서류, 파

충류, 조류를 거쳐 인류를 포함한 포유류가 탄생했다는 것이 현대의 학설입니다.

그러한 진화 과정에서 장의 뒷면에 척수의 원형과도 같은 구조가 생겼고 이것이 뇌로 발달했다고 합니다. 뇌가 없는 생물은 있지만 장이 없는 생물은 존재하지 않습니다. 한마디로 생물이 존재하는 데 있어 가장 필수적인 기관은 뇌가 아니라 장인 것입니다. 장보다 먼저 뇌가 생겼다면 제2의 뇌라는 표현이 수긍이 가지만 장이 먼저 생겼는데 이런 표현은 이상하지 않나요? 장 연구자 입장에서는 장이야말로 제1의 기관이라고 주장하고 싶을 정도입니다.

장은 뇌보다 똑똑하다?

장은 생존과 직결되는 장기이기 때문에 자체적으로 좋은 상태를 유지하려고 합니다. 유익한 물질이 들어오면 흡수하고 유해한 물질이 들어오면 막아냅니다. 불필요한 것은 한꺼번에 몸 밖으로 내보냅니다.

한편 뇌는 '불필요한 일'을 하는 경우가 있습니다. 몸에 나쁘다는 것을 알면서도 먹고 싶어 하고, 마시고 싶어 하는 것은 모두 뇌 때문입니다. 과식이나 과음 역시 스트레스 등 정신적인 요인이 원인인 경우가 많습니다. 그 결과로 장내 환경이 악화하는 것입니다.

반대로 생각해 보면 장내 환경이 무너지지 않도록 장내 세균이 좋아할 만한 먹이를 계속 공급한다면 뇌도 장도 좋은 상태를 유지할 수 있습니다.

장은 내부에 존재하는 세균과 함께 다양한 역할을 합니다. 장과 장내세균이 자율적으로 좋은 상태를 유지하면 우리의 몸과 마음에는 어떤 영향이 있을까요? 이제 장과 장내 세균이 노화 방지에 어떤 도움을 주는지 구체적으로 살펴보겠습니다.

건강 관리의 새로운 키워드,
개별 맞춤형 영양

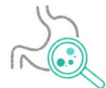

같은 음식을 같은 양, 같은 시간에 먹어도 살이 찌는 사람이 있고 살이 찌지 않는 사람이 있습니다. 이렇듯 식사가 미치는 영향과 얻을 수 있는 건강 효과는 사람에 따라 차이가 있습니다. 그 이유는 저마다 가지고 있는 소화 효소와 대사 능력이 다르고, 장내세균의 종류와 활성화 상태가 다르고, 장내세균이 만들어내는 포스트바이오틱스까지 다르기 때문입니다.

그러한 차이를 고려해 각자에게 맞는 효과적인 식사법을 개별 맞춤형으로 제안하는 것이 개별 맞춤형 영양Personalized Nutrition이라는 개념입니다. 정밀 영양학Precision Nutrition이라고도 합니다.

개별 맞춤형 영양은 비교적 최근에 나온 개념으로 이전에 나온 개념은 개별 맞춤 의료Personalized Medicine입니다. 과거에는 같은 질병을 진단하면 기본적으로 같은 약을 처방했습니다. 하지만 같은 질병이라고 해도 사람마다 증상이 다르고 약의 효과도 다릅니다. 이 차이는 유전자뿐 아니라 장내세균에 의해서도 나타날 수 있습니다. 맞춤 의료는 이러한 차이를 연구하고 고민해 환자에게 맞는 최적의 치료법을 제공하는 것을 목표로 합니다.

이 개념을 식품에 응용하면 개별 맞춤 영양도 가능해집니다. 조금 더 넓게 활용하면서 특정 건강 효과를 얻기 위해 그룹 단위로 계층화해 영양을 설계하는 계층화 영양이라는 개념도 생겨났습니다.

이러한 맞춤형 의료 및 영양을 반영한 발상이 IoT 기술을 적용한 화장실로, 배변 때마다 화장실이 자동으로 건강 상태를 점검해 줍니다. 변은 무엇보다 건강을 판단하는 중요한 지표로 식사 내용은 물론이고 스트레스나 몸 상태, 장내 환경 등도 알 수 있습니다.

장내세균의 수는 약 100조 개이고 종류는 평균 700~800종에 이른다는 빅데이터가 있습니다. 변의 모양과 색, 양, 냄새 등 무엇을 어떻게 조합하면 건강 상태를 정확하게 판단할 수 있는지는 아직 밝혀지지는 않았지만, 장내세균의 가시화를 통해 각자에게 맞는 건강식을 제안할 수 있다면 식단을 짜는 방법도 완전히 바뀌게 될 것입니다.

"비피두스균이 적으니 오늘부터 요거트를 꾸준히 먹어서 보충하자", "수용성 식이 섬유를 섭취하기 위해 보리나 통보리 빵을 매일 섭취해야지"와 같이 간단하지만 꾸준히 할 수 있는 방법으로 식생활을 개선한다면 건강도 지키고 장내 환경도 개선하고 질병도 예방할 수 있습니다.

제2부

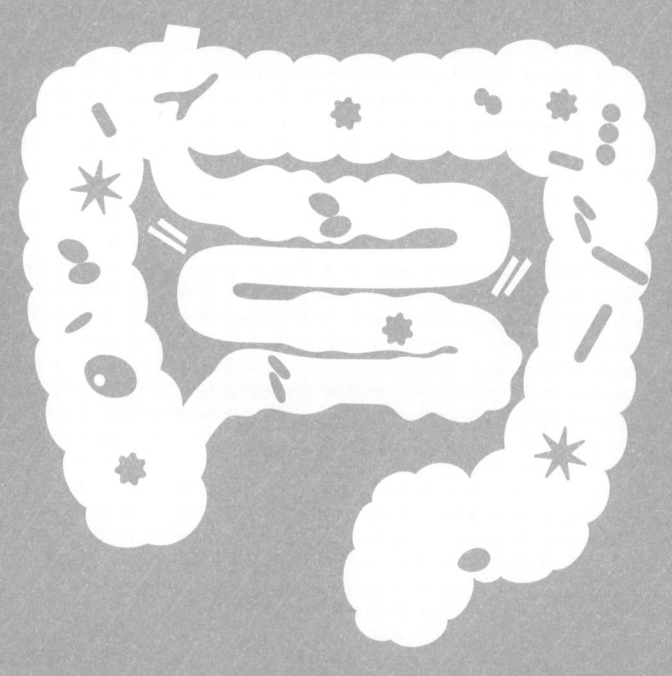

건강, 노화, 체형,
모든 것이 장과 연결된다

3장

●

체형과 장의
상관관계

쉽게 살찌는 체질과
장내 환경의 관계

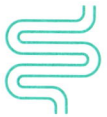

상상을 초월하는
장의 영향력

이제 우리는 지금까지 상상해 온 것 이상으로 장내세균이 체질과 능력, 건강에 영향을 준다는 것을 알게 되었습니다. 하지만 여전히 장의 영향력이 대체 어느 정도인지 의문을 가질 수도 있습니다. 지금부터는 많은 사람이 관심을 가지는 비만과 알레르기와 같은 체질, 질병 그리고 코로나19 등의 감염증과도 관련이 깊은 면역력에 초점을 맞춰서 장내세균과 장이 우리에게 미치는 영향과 그 효과를 잘 누리기 위한 방법을 살펴보겠습니다.

　우선 살이 잘 찌는 체질, 살이 잘 빠지는 체질과 같은 체질 대한 이야기입니다. 최신 연구를 통해 밝혀진 '날씬 균'에 대해 알아보겠습니다.

백미를 많이 먹어도
살이 찌지 않는 이유는?

　2013년, 일식이 유네스코 무형 문화유산에 등록되었습니다. 건강에 이롭고 영양 균형이 잘 구성되어 있다는 점이 그 이유였습니다. 그러면서 일식은 건강에 좋다는 생각이 널리 자리 잡았습니다.[1]

　하지만 최근 저탄수화물 다이어트가 유행하면서 쌀을 비롯한 탄수화물을 기피하는 사람이 많아졌고 일식은 비만의 원인이 되는 탄수화물의 비중이 높다는 이유로 꺼리는 분위기가 생기고 있습니다. 비만은 다양한 질병을 일으키기 때문에 일식에는 두 가지 상반된 이미지가 생겼습니다.

두 가지 다른 이미지가 있는 이유는 일식 자체에 큰 변화가 있었기 때문입니다. 일식은 시대와 함께 크게 변화했습니다. 예를 들어, 〈국민 영양 조사〉[2]를 통해 일본인의 단백질 섭취량 변화를 살펴보면 최근에는 고기나 생선 등의 동물성 단백질 섭취량이 콩, 두부, 곡물 등의 식물성 단백질 섭취량을 웃도는 상태가 지속되고 있습니다.

하지만 이 경향은 극히 최근의 일입니다. 동물성 단백질 섭취량이 식물성 단백질 섭취량을 웃돈 것은 1979년부터였습니다. 그전에는 식물성 단백질 섭취량이 더 많았습니다.

더 예전으로 거슬러 올라가면 1966년에는 식물성 단백질 섭취량은 동물성 단백질 섭취량의 두 배 가까이 되었으며 1947년에는 거의 세 배 정도였습니다. 당시에는 현미를 비롯해 보리, 피, 조 등의 잡곡, 두부, 된장 등의 대두 식품 등을 통해 단백질을 섭취했습니다. 이제는 이런 식품의 섭취량이 감소하고 최근 10년 동안 동물성 단백질의 비중이 높아졌다는 사실이 조사를 통해 밝혀졌습니다.

예전에는 고기나 생선을 쉽게 구할 수 없었고 장기간 보존할 수 없었습니다. 현미 100그램에 함유된 단백질은 6.8그

램으로 백미 100그램에 함유된 단백질 3.5그램보다 많지만 돼지고기의 붉은 살 100그램에 함유된 단백질 20.9그램과 비교하면 훨씬 적습니다.[3] 단백질 함유량은 고기가 훨씬 풍부합니다.

그렇다면 당시 일본인이 모두 말랐냐 하면 그렇지 않습니다. 곡물 중심의 탄수화물로 몸을 유지할 수 있게 만들어져 있었기 때문입니다. 이를 뒷받침하듯 일본인의 장내세균에는 탄수화물을 분해하는 균이 다른 나라 사람보다 많다는 연구 결과도 있습니다.

와세다대학교의 하토리 마사히라 교수팀이 2016년에 과학 잡지 〈DNA리서치〉에 발표한 연구에서는 일본인 106명의 장내세균총을 분석해 미국과 프랑스, 러시아, 중국 등 11개국 국민의 평균적인 장내세균총 데이터와 비교했습니다.[4]

일본인에게 가장 많은 것은 블라우티아 Blautia 속屬으로 분류되는 균으로 비피두스균도 다른 나라 사람보다 많았습니다. 블라우티아 속에 속한 균의 특징은 탄수화물에 풍부한 식이 섬유와 저항성 전분, 난소화성 올리고당을 먹이로 삼아 우리 몸에 유익한 단쇄지방산을 만들어준다는 것입니다.

그래도 탄수화물을
먹어야 하는 이유

수년 전부터 저탄수화물식이 인기 있는 다이어트 식단으로 주목받았습니다. 하지만 장과 장내세균의 관점에서 보면 무턱대고 탄수화물을 제한하는 식사는 다이어트에 전혀 도움이 되지 않습니다.

탄수화물 중에서도 식이 섬유와 저항성 전분, 난소화성 올리고당을 먹이로 삼는 장내세균이 압도적으로 많은 경우, 탄수화물을 과도하게 제한했을 때 오히려 악순환이 생길 가능성이 높습니다.

단쇄지방산은 대사를 돕는 역할 말고도 다양한 기능을 합니다. 그래서 탄수화물을 제한하는 식사를 하면 체중 조절에 도움이 안 될뿐더러 면역 장벽 기능을 강화시키고 혈당치를 일정하게 유지하는 호르몬인 인슐린 분비를 촉진하며, 생활 습관병을 예방하고 개선하는 건강 효과까지 떨어집니다. 일시적인 체중 감소를 위해 포기하기에는 너무 큰 희생입니다.

탄수화물을 먹지 않는 다이어트의 악순환

탄수화물 섭취량을 극단적으로 줄인다.

장에서 탄수화물을 먹고 사는 균이 점차 사라진다.

탄수화물을 처리하는 능력이 떨어진다.

탄수화물을 통해 만들어지는 단쇄지방산이 줄어든다.

살이 쉽게 찌고 잘 빠지지 않는 체질이 된다.

장내세균을 내 편으로 만들면
다이어트에 성공한다

앞서 말했듯 장내세균은 어디까지나 우리의 장이 살기 좋은 환경이기 때문에 그곳에서 살고 있을 뿐입니다. 먹이를 주지도 않으면서 장내에 머물러달라고 하면 머물러주지 않습니다.

만약 탄수화물을 제한하는 다이어트를 하고 싶다면 장내세균의 역할을 충분히 고려해야 합니다. 평소 백미가 주식이라면 보리(납작보리나 찰보리)를 넣어 보리밥을 하거나 귀리을 넣는 것도 추천합니다. 보리나 귀리에는 수용성 식이 섬유가 풍부해 장내세균의 좋은 먹이가 됩니다. 게다가 당의 흡수를 늦추기 때문에 혈당치 상승도 억제할 수 있습니다.

빵이나 파스타도 정제된 밀 100퍼센트가 아니라 통밀이 들어간 것으로 바꾸면 좋습니다. 자연스럽게 식이 섬유 섭취량이 늘어나 탄수화물을 다이어트의 적이 아닌 내 편으로 만들 수 있습니다.

통밀빵과 통밀 파스타를 자주 먹는 사람들과 비교해 백

미를 좋아하는 사람들은 곡물로 섭취하는 식이 섬유의 양이 적다고 합니다. 장내세균과 좋은 공생관계를 위한 첫걸음으로 백미나 밀가루를 보리밥이나 통밀로 바꿔보세요.

장내세균은
식은 밥을 더 좋아한다

탄수화물은 식이 섬유와 당질을 합친 개념입니다. 백미는 현미를 정제해 식이 섬유가 많은 쌀겨를 제거한 것이기 때문에 당질 덩어리입니다. 당질이 몸에 들어가면 위나 소장에서 소화 흡수되어 혈액 속을 돌아다니는 포도당(=혈당)이 됩니다. 그 수치가 바로 혈당치입니다. 포도당은 뇌와 근육, 장기를 움직이는 에너지로 사용되지만 과잉 섭취하면 중성지방으로 변해 몸에 쌓입니다. 당질을 과잉 섭취하면 살이 찌는 이유입니다.

그래서 백미를 식이 섬유가 풍부한 현미나 보리, 귀리 등으로 바꾸는 것이 좋습니다. 하지만 잡곡밥이 내키지 않는 사람들에게 추천할 만한 방법도 있습니다. 바로 밥을 짓 자마자 먹는 것이 아니라 식혀서 먹는 것입니다.

쌀밥을 식히면 저항성 전분이 늘어납니다. 일반적인 전 분은 소화 효소로 인해 분해되어 소장에서 흡수되지만 저항 성 전분이 되면 구조가 복잡해져 소화 효소로는 분해되지 않 습니다. 불용성이지만 수용성 식이 섬유처럼 장내세균의 먹 이가 되고 우리의 몸에 유익한 단쇄지방산을 만들어줍니다.

저항성 전분을 측정하는 방법은 최근에 만들어졌기 때 문에 옛날 사람들이 저항성 전분을 얼마나 섭취했는지는 알 수 없습니다. 다만 요즘처럼 전기밥솥이나 전자레인지가 있 는 시절은 아니었기 때문에 차가운 밥을 먹는 경우가 지금보 다 많았을 것입니다. 옛날 사람들은 의도치 않게 장내세균 이 좋아할 만한 방법으로 쌀밥을 먹고 있었던 것입니다.

손을 댔을 때 열기가 느껴지지 않을 정도로만 식혀도 됩 니다. 도시락에 넣을 때나 주먹밥을 만들 때도 밥을 식히는 데 그 정도의 온도면 충분합니다. '찬밥 신세'라는 말은 좋은 대우를 받지 못한다는 의미를 담고 있지만, 장내세균 입장에 서 보면 먹이가 늘어나 오히려 행복한 상황이 아닐까요.

원 푸드 다이어트는
장내 환경을 무너뜨린다

저탄수화물 다이어트를 할 때는 탄수화물을 줄인 만큼 고기나 생선, 달걀 등의 동물성 단백질을 늘려야 합니다. 대부분의 동물성 단백질은 아미노산 스코어Amino Acid Score(단백질이 인체에 필요한 필수 아미노산을 얼마나 균형 있게 포함하고 있는지를 평가하는 지표)가 만점이며 우리의 몸을 구성하는 중요한 영양소지만 동물성 단백질만 섭취하는 것도 그다지 추천하지는 않습니다.

영양소의 균형이 무너지면 장내세균의 먹이가 부족해서 장내세균총이 붕괴됩니다. 단백질도 지나치게 많이 먹으면 문제가 생길 수 있습니다. 고기나 새우, 달걀, 치즈 등에 포함된 콜린Choline, L-카르니틴L-Carnitine이라는 성분이 장내세균에 의해 분해되면 트리메틸아민 Trimethylamine, TMA이라는 대사 물질이 생겨납니다. 이것은 장에서 흡수되어 혈액으로 들어가는데 트리메틸아민의 혈중농도가 높을수록 동맥경화, 심근경색, 뇌경색 등의 심혈관 질환의 발병 가능성이 높아집니다.⁵ 콜린은 비타민의 작용을 돕고, L-카르니틴은 지방을 연소시키는 효과가 있다고 알려져 있지만 과잉 섭취는 위험합니다.

아무리 몸에 좋은 음식도 그것만 먹으면 영양소가 불균형해지고 장내세균의 균형이 무너져 문제가 될 수 있습니다. 이것은 어느 식재료에나 해당하는 말입니다.

우리의 장내에는
날씬 균이 존재할까?

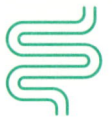

우리의 장에
날씬 균이 없다는 것은 오해다

뚱보 균과 날씬 균이라는 말을 들어본 적이 있나요? 뚱보 균은 쉽게 살이 찌게 하는 균이고 날씬 균은 비만을 억제하는 효과가 있는 균으로 인터넷에서 검색하면 다양한 정보를 찾을 수 있습니다.

날씬 균으로 소개되는 대표적인 균이 아커만시아 뮤시니필라Akkermansia Muciniphila입니다. 이 균은 특히 유럽 사람들이 많이 보유하고 있으며 2021년에는 저온 살균한 아커만시

아 뮤시니필라가 비만을 막는 식용균으로 유럽식품안전청 EFSA에 승인되었습니다. [6]

일본에서도 아커만시아 뮤시니필라가 장내에 있는지를 조사하는 서비스나 아커만시아 뮤시니필라를 늘리려면 어떻게 해야 하는지 알려주는 정보나 뉴스가 많습니다. 하지만 우리 연구에 따르면 일본인 중 장내 아커만시아 뮤시니필라의 비율이 1퍼센트가 넘는 사람은 10퍼센트 정도에 불과했습니다. 원래 장내에 살고 있는 균이라면 식생활 개선으로 늘릴 수 있지만 없는 균을 정착시키는 것은 무척 어려운 일입니다.

그런데 아커만시아 뮤시니필라가 많은 유럽인은 대부분 날씬하고 별로 없는 일본인은 대부분 비만인 것도 아닙니다. 즉, 아커만시아 뮤시니필라는 무조건 체질을 결정짓는 균은 아니라는 말입니다. 따라서 장내세균총 조사에서 아커만시아 뮤시니필라가 적거나 없더라도 걱정할 필요는 없습니다. 실제로 우리 연구에서 날씬 균으로 작용할 가능성이 있는 또 다른 균이 발견되었기 때문입니다.

날씬한 체형과
장내세균의 관계성

국립연구개발법인 의약기반건강영양연구소에서는 비만, 제2형 당뇨병을 예방하거나 개선할 가능성이 있는 새로운 유익균인 블라우티아 속 블라우티아 웩슬러에**Blautia Wexlerae**종(이하 블라우티아균)을 밝혀냈습니다.

와세다대학교 다케야마 하루코 교수팀은 야마구치현 슈난시와 연계해 연구를 진행했습니다. 그리고 건강한 사람과 당뇨병 환자를 비교한 연구, 동물 모델을 활용한 검증, 기조 연구를 통한 메커니즘 해석 결과를 정리해 2022년 8월에 국제 학술지 〈네이처 커뮤니케이션즈〉에 발표했습니다.[7]

일본인의 장내세균과 비만, 당뇨병과의 관련성에 대해 데이터를 분석한 결과, 블라우티아균이 비만과 당뇨병의 위험성과 역상관관계를 가진다는 점, 즉 비만과 당뇨병의 위험성이 낮은 사람일수록 블라우티아균이 많다는 사실을 확인했습니다.

비만 억제 효과와 당뇨병 예방 효과를 검증하기 위해 고지방식으로 체중을 늘린 실험용 쥐에게 블라우티아균을 투여한 결과, 내장 지방 축적과 체중 증가를 억제하는 효과가 확인되었습니다. 고지방식을 섭취한 쥐는 당뇨병 증상을 보였지만 블라우티아균을 투여한 후에는 증상이 개선되었습니다.

게다가 블라우티아균은 오르니틴Ornithine이나 S-아데노실메티오닌S-Adenosylmethionine, 아세틸콜린Acetylcholine 등 대사를 촉진하고 염증을 억제하는 물질을 생성한다는 사실도 알 수 있었습니다.

최근 비만과 당뇨병 증가가 사회문제가 되고 있습니다. 비만과 당뇨병에는 과식과 운동 부족 등의 생활 습관 요인뿐만 아니라 장내세균도 영향을 끼친다는 사실이 점차 밝혀지고 있습니다. 인간에 대한 유효성과 안전성은 앞으로 계속 검증해야 하지만 실험용 쥐 실험을 통해 블라우티아균이 비만과 제2형 당뇨병을 예방 및 개선할 가능성을 기대할 수 있게 되었습니다.

지방이 잘 쌓이지 않게 해주는
균의 정체

날씬 균이라고 하면 체중과 체지방을 계속해서 감소시키는 균이라고 생각하는 사람도 있습니다. 블라우티아균을 고지방식을 하는 쥐에게 투여했더니 지방이 잘 쌓이지 않게 된 반면, 일반식을 먹는 쥐에게는 블라우티아균을 주입해도 체중에 큰 변화가 없었습니다.

정확하게 말하면 블라우티아균은 지방이 쌓이지 않게 하는 균이자 살이 찌지 않게 해주는 균입니다. 그렇기에 블라우티아균은 비만을 예방하고 개선해 건강을 유지하는 효과가 있습니다. 우리 조사에 따르면 이 블라우티아균이 장내세균총의 1퍼센트 이상을 차지하는 일본인은 90퍼센트에 달합니다.

다만 주의해야 할 점도 있습니다. 블라우티아균의 비율이 장내세균의 1퍼센트 정도를 차지하는 사람 중에는 BMI 수치가 높은 사람도 있었습니다. 그런데 그 비율이 6퍼센트 이상이 되면 BMI 수치가 표준형 또는 마른형으로 분류되는 사람이 급격히 증가합니다. 그렇기에 블라우티아균이 존재한다고 해서 날씬해지는 것은 아닙니다. 블라우티아균이 있다고 안심할 수 없으며 일정 수준까지 비율을 높여야 한다는 걸 알 수 있습니다.

날씬 균인 블라우티아균을
늘리려면?

대체 어떻게 해야 블라우티아균의 비율을 늘릴 수 있을까요? 지금까지 가장 효과가 있었던 방법은 식단을 살펴보고 과하거나 부족한 것이 없도록 조정하는 방법이었습니다. 특정 음식을 먹는 것이 아니라 식단을 되짚어보고 지나치게 많이 섭취하는 음식은 줄이고 부족한 음식은 늘리는 것입니다. 그렇게 균형을 맞추는 것이 가장 효과적이었습니다.

특정 음식 하나만 먹는 원 푸드 다이어트는 블라우티아균을 늘리는 데 가장 좋지 않은 다이어트 방법입니다. 균형 잡힌 영양 섭취는 다양한 장내세균을 활성화합니다. 게다가 블라우티아균은 대사를 촉진하는 작용이 있는 아미노산을 만들어서 우리의 몸에 직접 영향을 주는 것 외에도 다양한 역할을 합니다. 단쇄지방산인 초산을 비롯해 석식산Succinic Acid, 저항성 전분인 아미노펙틴Amylopectin도 만들어냅니다. 다른 유익균과 힘을 합쳐 장내 환경을 개선하는 데도 기여합니다.

최근 연구에서 블라우티아균과 비피두스균이 서로 잘 맞는다는 사실이 밝혀졌습니다. 비피두스균이 모유 속 올리고당을 활용해 만들어내는 유당과 푸코스Fucose는 블라우티아균이 좋아하는 물질이라 블라우티아균을 늘리는 데 도움이 됩니다.[8] 이러한 효과를 생각하면 비피두스균과 유산균 등 요거트에 주로 사용되는 균과 함께 블라우티아균도 장내 환경에 꼭 필요한 새로운 유익균의 하나라고 할 수 있습니다.

다양한 음식을 먹으면
다양한 균이 활성화된다

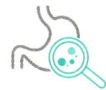

우리가 실시하는 식사 조사는 후생노동성과 각 지자체를 비롯한 많은 조사에서 활용하는 BDHQ(간이형 자기기입식 식사 이력 설문지)[9]를 사용합니다. 약 한 달 동안의 식사를 되짚어보면서 80여 가지 질문에 답하면 58종의 식품과 100종 이상의 영양소 섭취량을 산출할 수 있습니다.

이 설문지는 조사를 위한 것이라 항목이 많지만 개인이 식사를 점검할 때는 많은 질문에 답할 필요는 없습니다. 일본 후생노동성의 〈식사 균형 가이드〉[10]를 참고해 과일, 유제품, 생선과 고기, 채소, 곡물을 어느 정도 비율로, 얼마나 균형 잡힌 식사를 했는지 살펴보기 바랍니다. 자신의 식생활에서 큰 틀을 파악할 수 있을 것입니다. 여러 번 점검하다 보면 어떤 식사를 했을 때 몸 상태가 좋았는지 보이기 시작할 것입니다.

더 실천하기 쉬운 방법은 식품 품목이 아니라 영양소 단위로 생각하는 것입니다. 5대 영양소인 탄수화물, 지방, 단백질, 비타민, 미네랄(칼슘, 철분 등)을 기준으로 한 끼 또는 하루 동안 균형 잡힌 식사를 했는지 살펴보기 바랍니다. 탄수화물은 당과 식이 섬유로 이루어져 있는데 백미로 섭취하는 영양소는 대부분 당이라는 점을 기억해야 합니다. 보리 등의 잡곡을 섞어 먹거나 백미를 식혀 식이 섬유와 같은 역할을 하는 저항성 전분을 늘려야 장내세균의 먹이도 증가합니다.

　장내세균 중에는 인간이 소화할 수 없는 것을 선호하는 균도 많습니다. 장내에는 다양한 균이 있지만 장내세균은 먹이를 공급하지 않으면 활성화되지 않습니다. 게다가 장내세균은 단독으로 움직이는 것이 아니라 서로 역할을 분담합니다. 균마다 역할이 다르기에 다양한 균이 활성화되도록 식이 섬유뿐만 아니라 전체 식사에서 균형을 고려해야 합니다.

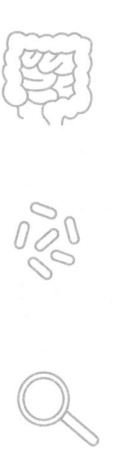

4장

•

장누수증후군과
노화, 생활 습관병

노화와 생활 습관병을 일으키는
장누수증후군

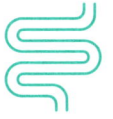

피로와 무력감은
장누수증후군의 초기 증상

장은 몸을 유지하는 데 필요한 영양소를 비롯해 유익한 물질은 흡수하고, 해로운 바이러스, 병원균, 먼지, 알레르기 유발 물질, 소화되지 않은 음식 등의 이물질은 체내에 침입하지 않도록 막는 역할을 합니다. 그런데 장 결합이 약해서 주름 틈 사이로 이물질이 침입하는 경우가 있습니다. 이를 장누수증후군Leaky Gut Syndrome이라고 합니다.

장누수증후군은 장뿐만이 아니라 온몸에 영향을 줍니

건강한 장의 벽면과 장누수증후군이 발생한 장의 벽면

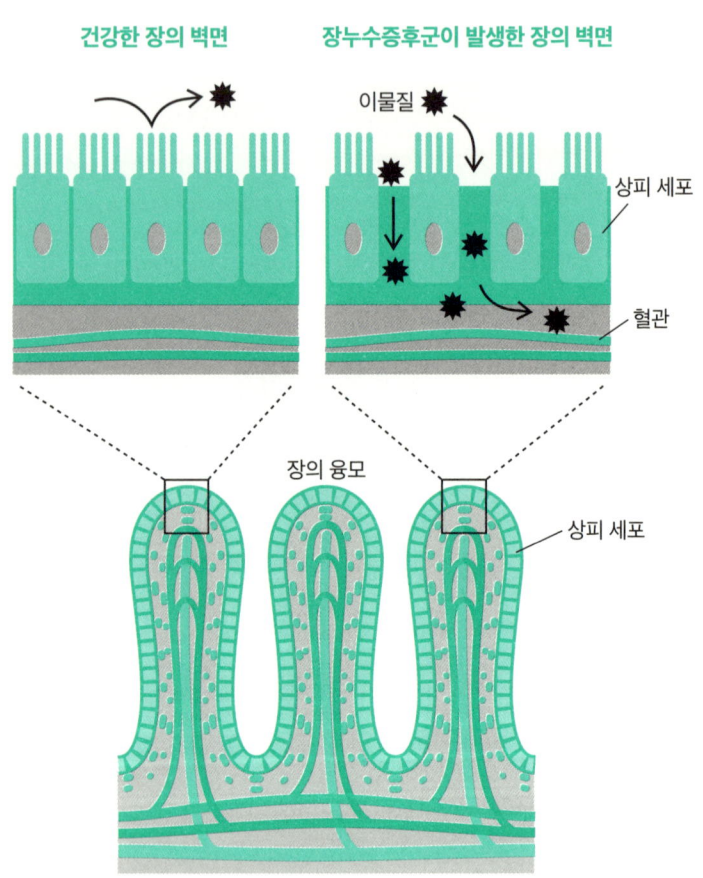

건강한 장의 벽면

장누수증후군이 발생한 장의 벽면

이물질

상피 세포

혈관

장의 융모

상피 세포

다. 장의 벽면은 평소에는 강력하게 결합해 있지만 그 틈 사이로 이물질이 침입하는 경우가 있습니다. 그때는 장의 면역 세포가 이상을 감지하고 대처하기 때문에 큰 문제가 되지 않습니다. 하지만 장누수증후군이 발생하면 틈이 열려 있는 상태다 보니 평소에는 생각할 수 없는 대량의 이물질이 계속 침입합니다.

이물질이 끊임없이 들어오면 그것을 처리해야 하는 면역 세포는 과부하 상태가 되어 염증을 일으킵니다. 감기에 걸리면 열이 나는 것처럼 염증 반응(열)을 일으켜 이물질을 한꺼번에 처리하려고 합니다.

장누수증후군의 가장 큰 문제는 틈이 열린 상태가 지속된다는 것입니다. 문이 열려 있으면 계속 이물질이 들어오고 이를 처리하기 위해 염증이 발생합니다. 염증이 만성화하면 장은 본래의 면역 기능을 제대로 수행하지 못하고 결국 장을 통해 이물질이 혈액으로 흘러 들어가 온몸의 장기로 침입합니다. 그로 인해 각 장기에서도 염증을 일으키고 몸 상태가 안 좋아지거나 피로가 풀리지 않으며 무력감과 미열이 계속되는 등의 증상이 나타납니다.

장누수증후군이
더 무서운 이유

몸이 피로한 정도라면 그리 걱정할 일은 아니라고 생각할 수 있지만 잘못된 판단입니다. 물론 장누수증후군으로 인한 만성 염증은 급성 염증처럼 갑작스러운 통증이나 고열이 발생하지는 않습니다. 바로 병원에 갈 정도가 아니지만 그것이 오히려 더 문제가 됩니다.

우리는 조금 피곤하다고 느끼지만 이물질은 전신을 돌아다니며 각 장기를 서서히 공격합니다. 저온 화상처럼 조금씩 손상을 입는 것입니다. 게다가 몸 여기저기에서 염증이 발생해 세포나 조직을 손상시키고 결국 질병을 일으킵니다.

간이 상하면 쉽게 피로를 느끼고 몸도 무거워집니다. 만성 간염이나 간경변으로 발전할 수도 있습니다. 뇌에서 염증이 발생하면 뇌세포가 위축되어 치매의 원인이 됩니다. 또 장누수증후군은 당뇨병, 동맥경화, 암과도 관련이 있을 가능성이 있습니다. 원인을 알 수 없는 피로나 무력감, 미열이 계속된다면 장누수증후군을 의심해야 합니다.

장누수증후군과
장내 환경 악화의 악순환

장누수증후군의 원인이기도 하며 연쇄적으로 문제를 일으키는 것이 장내세균총의 악화입니다. 건강한 장은 산소와 에너지를 대량으로 소비하며 항상 꾸물꾸물 움직이고 있습니다. 이것이 연동 운동입니다. 하지만 식이 섬유가 부족해지면 장의 에너지가 떨어지고 활동이 둔해지고 산소의 소비량이 줄어듭니다. 변비일 때의 장이 이런 상태입니다.

장의 벽이 약해져 장누수증후군이 발생하면 외부 산소가 장으로 쉽게 유입되고 장내 환경은 점점 악화하는 악순환이 발생합니다. 왜 산소가 문제냐고 의아하게 생각할 수 있지만 장에는 심각한 문제입니다.

소장은 위치적으로 산소가 들어올 수 있는 환경입니다. 예외적으로 산소가 다소 있어도 서식할 수 있는 유익균도 있지만 그러한 균의 대부분은 통성 혐기성 세균입니다. 기본적으로 유익균은 산소를 좋아하지 않습니다. 따라서 산소의 양이 늘어나면 서식하는 균도 변화합니다.

대장은 평소 산소가 없는 환경이기 때문에 산소를 싫어하는 유익균(편성 혐기성 세균)만 살고 있습니다. 그런데 산소가 들어오면 지금까지 살고 있던 유익균은 죽어버리고 산소가 있어도 살아갈 수 있는 호기성 유해균이 늘어납니다. 대표적인 예가 대장균입니다. 식중독을 일으키는 병원균의 대부분은 호기성 유해균이며 장내 산소량이 늘어나면 쉽게 증식합니다.

소장과 대장에서 유해균이 늘고 유익균이 줄어들면 우리는 유익균이 만들어내는 대사물의 수혜를 입을 수 없습니다. 대표적인 것이 바로 단쇄지방산입니다. 단쇄지방산은 유익균의 작용으로 만들어지는 것이기 때문에 유해균이 늘어나면 그 양도 당연히 줄어듭니다.

단쇄지방산은 장내를 약산성 상태로 유지해 유해균의 증식을 막고 에너지원으로서 장의 활동을 돕습니다. 장누수증후군의 원인 중 하나는 장의 에너지 부족이기에 유익균이 줄고 에너지원인 단쇄지방산이 감소하면 장누수증후군은 더욱 악화합니다.

또 단쇄지방산은 면역 세포 기능을 조절하는 역할도 합

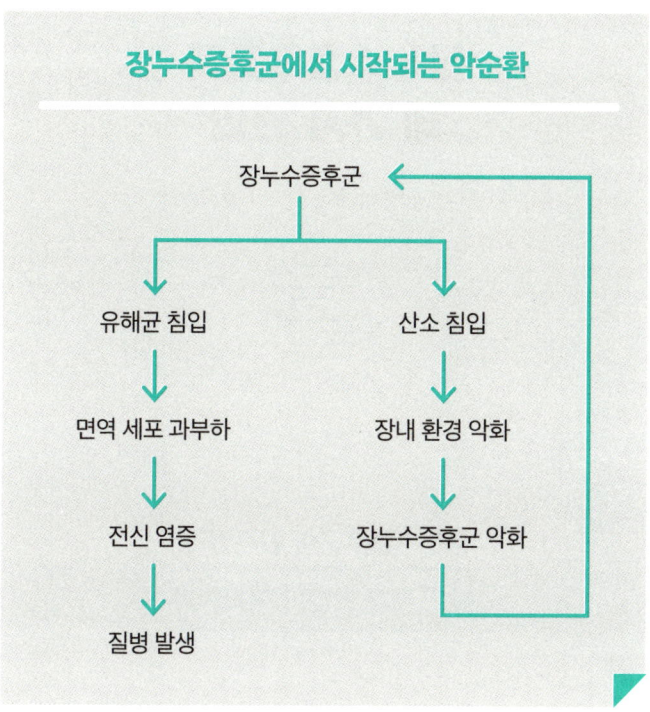

장누수증후군에서 시작되는 악순환

장누수증후군

유해균 침입 → 면역 세포 과부하 → 전신 염증 → 질병 발생

산소 침입 → 장내 환경 악화 → 장누수증후군 악화

니다. 하지만 장누수증후군이 발생해 장내 환경이 악화되면 그 역할을 할 수 없게 됩니다. 면역 세포의 과부하를 초래해 염증을 악화시키는 원인이 될 수도 있습니다.

다양한 형태로 우리의 편안한 장내 환경을 유지하는 데 도움을 주는 단쇄지방산이 감소하면 몸에는 나쁜 영향을 미칠 수밖에 없습니다.

장누수증후군의
네 가지 원인

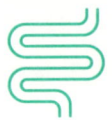

장누수증후군이 먼저인가,
장내 환경 악화가 먼저인가

장누수증후군으로 산소가 장에 들어와 장내 환경이 악화했을 수도 있고 장내 환경이 나빠져서 장누수증후군이 발생하고 그 결과 산소가 유입되었을 수도 있습니다. 무엇이 먼저인지 규명하기는 어렵지만 장누수증후군이 발생하는 주요 원인은 다음과 같습니다.

① 노화

② 유해균의 증식

③ 단쇄지방산을 만들어내는 유익균의 먹이 부족

④ 장의 표면을 덮는 점액의 감소

노화

노화는 나이가 들면서 뇌와 신경, 근육, 뼈, 혈관, 장기 등 몸의 여러 기관이 항상성을 잃고 기능이 떨어지는 상태를 말합니다. 장도 예외는 아닙니다. 노화가 시작되면 기능이 떨어지고 장누수증후군도 쉽게 발생합니다. 나이가 들면 변비에 잘 걸리는 것도 노화의 영향인데, 장의 연동 운동이 둔화하기 때문입니다.

유해균의 증식

유익균과 유해균이 좋아하는 환경은 각각 다릅니다. 산에 대한 내성에도 차이가 있습니다. 유익균은 단쇄지방산 같은 산성 물질을 스스로 만들어낼 정도이기 때문에 다소 산이 있어도 괜찮습니다. 하지만 유해균은 대부분 산을 싫어합니다.

그래서 유익균이 많이 존재하고 단쇄지방산이 많이 만

4장

147

들어지면 장 속은 약산성 상태가 유지되어 산성 환경을 싫어하는 유해균의 증식이 억제됩니다. 하지만 유익균이 줄어들어 장내가 약산성 상태를 유지하지 못하면 유해균이 늘어납니다.

장내세균총의 균형이 무너지는 주된 원인은 노화도 있지만 식습관이 더 중요합니다. 균형 잡힌 식사를 하면 장내세균은 안정을 유지하고 연쇄 작용이 원활하게 이루어져 유익한 단쇄지방산이 생겨납니다. 물론 반대의 상황도 있습니다. 장내세균총의 균형이 무너지면 연쇄 작용이 일어나지 못해 단쇄지방산도 생성되지 않습니다.

단쇄지방산을 만들어내는 유익균의 먹이 부족

단쇄지방산을 만드는 균의 연쇄 작용이 제대로 이루어지려면 유익균의 먹이이자 단쇄지방산의 재료가 되는 식이섬유와 올리고당이 공급되어야 합니다. 그렇기에 균형 잡힌 식생활은 유익균의 먹이라는 점에서도 중요합니다.

장의 표면을 덮는 점액의 감소

장의 외벽은 유해한 이물질이 처음 닿는 부분으로 뮤신 Mucin이라고 하는 끈적한 점액으로 덮여 있습니다. 식이 섬유를 충분히 섭취했다면 문제가 없지만 식이 섬유가 부족하면 장내세균은 뮤신을 먹어버립니다. 그 결과, 점액이 감소해 장의 외벽이 약해지고 장누수증후군이 발생합니다.

우리 몸에 살고 있는 균이 먹이인 식이 섬유가 부족해서 우리 몸을 지키는 성분을 먹는다는 사실에 충격을 받을 수도 있지만 이것이 균과 사람 사이 공생관계의 실체입니다. 균은 사람의 몸을 지키기 위해 움직이는 것이 아니라 먹이를 확보하기 위해 움직일 뿐입니다. 그것이 식품인지 인간을 지키는 점액인지는 구분하지 않습니다.

우리가 먹이를 제대로 공급하지 않으면 유익균이 줄어들 뿐만이 아니라 남아 있는 유익균이 장의 장벽 역할을 하는 점액을 먹고 우리의 몸을 망가뜨립니다. 나이가 들어 자연스럽게 노화가 시작되는 것은 어쩔 수 없지만 유해균의 증식과 단쇄지방산을 만들어내는 유익균의 먹이 부족, 장의 표면을 덮는 점액의 감소는 식습관을 개선해 바꿀 수 있습니다.

유익균의 활성 상태가 유지되어야 다른 유익균도 늘어나기 때문에 식사는 장 건강에 매우 중요합니다. 장에 좋은 식습관을 알아보고, 오늘부터 실천해 장내 환경을 개선해 보길 추천합니다.

당뇨병, 동맥경화, 암
그리고 장누수증후군과의 관계

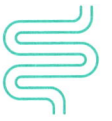

장내세균총이
당뇨병을 유발한다?

장누수증후군이 다양한 질병과 연관되어 있다는 사실이 점차 밝혀지고 있습니다. 암, 급성 심근경색, 뇌혈관 질환과 같은 3대 질환뿐만 아니라 고혈압성 질환, 당뇨병, 간 질환, 신장 질환, 만성 췌장염을 포함한 생활 습관병과도 깊은 연관이 있을 가능성이 있습니다. 여기서는 다양한 질병의 원인이 되는 당뇨병과 동맥경화 그리고 암에 대해서 살펴보겠습니다.

탄수화물이 소화되면 포도당이 되고 포도당은 장에서 흡수되어 혈액으로 이동합니다. 그것을 혈당이라고 부릅니다. 혈당의 농도인 혈당치를 일정하게 유지하기 위해 췌장은 인슐린이라는 호르몬을 분비하고 인슐린은 근육과 지방 조직, 간에 작용해 당의 흡수를 돕습니다.

인슐린 분비량이 줄어들거나 인슐린 저항성이 높아져 인슐린이 제대로 작용하지 못하는 질병이 제2형 당뇨병입니다. 제2형 당뇨병은 인슐린을 생성하는 췌장의 세포가 망가지는 제1형 당뇨병과는 원인도 치료법도 다릅니다. 제2형 당뇨병은 중장년층에게 많이 발생하며 가장 큰 원인은 노화, 과식 및 비만, 운동 부족, 스트레스 등입니다.

제2형 당뇨병 발생에 장내세균총이 영향을 준다는 사실은 2006년 미국 워싱턴대학교 연구팀에 의해 과학적으로 증명되었습니다.[1] 이후 유익균의 대사 물질인 단쇄지방산 또한 제2형 당뇨병의 증상 및 상태에 큰 영향을 미친다는 점도 밝혀졌습니다.

우리 연구에서도 앞서 언급했던 것처럼 비만과 제2형 당뇨병이 있는 고지방식 쥐에게 유익균(블라우티아균)을 투여했더니 비만과 당뇨병 증상이 완화되고 장내에 단쇄지방산이 증가했다는 사실을 확인할 수 있었습니다.

말랐는데도 당뇨병이 있는 사람은
장누수증후군을 의심해야 한다

제2형 당뇨병은 장내세균총이나 단쇄지방산뿐만 아니라 장누수증후군으로 인한 면역 시스템의 과부하와도 관련이 있습니다. 장누수증후군이 발생하면 해로운 이물질이 혈액을 돌아다니며 근육과 지방 조직, 간에서 염증을 일으키고 이로 인해 인슐린이 혈당을 낮추는 역할을 제대로 하지 못해 (인슐린 저항성) 당뇨병이 발생합니다.

제2형 당뇨병의 주요 원인 중 하나는 비만이지만 말랐는데도 당뇨병에 걸리는 사람도 많습니다. 그 이유는 장누수증후군으로 인해 면역 시스템이 과도하게 활성화했기 때문입니다.

장누수증후군이
혈관에 미치는 악영향

동맥경화는 말 그대로 동맥이 굳어진 상태를 말합니다. 동맥경화가 생기면 탄력성을 잃고 약해진 혈관이 찢어져 피가 나거나 막혀 혈액이 흐르지 않는 등 심각한 문제가 발생합니다. 동맥경화는 노화나 비만, 고지혈증, 흡연, 운동 부족 등의 위험 요인이 겹치면 발병 위험성이 높아지며 특히 혈중 콜레스테롤이 큰 영향을 미칩니다.

이른바 나쁜 콜레스테롤(LDL 콜레스테롤)이 혈관에 쌓이면 혈관 벽에 플라크**Plaque**라고 불리는 혹 같은 것이 생깁니다. 이 플라크로 인해 혈류가 원활하지 않거나 혈압이 상승해 혈관이 딱딱해지고 혈관 질환이 발생합니다.

LDL 콜레스테롤은 세포막과 호르몬을 만드는 데 필요한 물질로 모두에게 존재합니다. 잉여 콜레스테롤이 산화해 나쁜 물질로 바뀌면 혈액을 떠다니는 면역 세포가 유해한 물질이라고 인식해 제거해 버립니다. 그래서 건강한 상태라면 LDL 콜레스테롤이 문제가 되는 일은 그다지 많지 않습니다.

하지만 장누수증후군으로 인해 해로운 이물질이 혈액 속을 떠다니는 상황에서 다른 곳에서도 염증이 발생하면 면역 세포가 혈관에 쌓인 LDL 콜레스테롤을 처리하고 싶어도 처리할 여력이 없습니다. 그로 인해 혈관의 플라크는 더욱 두꺼워지고 혈관 전체에 미치는 영향도 커집니다. 이것이 장누수증후군이 동맥경화를 악화시키는 이유입니다. 비만과 고지혈증 등의 위험 인자가 많은 사람일수록 장누수증후군으로 인한 악영향이 더 커질 수 밖에 없습니다.

동맥경화는 전신의 다양한 동맥에서 발생할 수 있지만 특히 뇌동맥과 심장의 관상 동맥에서 발생하면 매우 위험합니다. 뇌동맥에서 발생하면 뇌경색과 뇌출혈을 일으키고 심장의 관상 동맥에서 발생하면 심근경색의 원인이 됩니다. 뇌경색과 뇌출혈, 심근경색 모두 생명을 위협하는 무서운 병입니다. 장누수증후군을 예방하고 개선함으로써 위험을 줄일 수 있다면 실천하지 않을 이유가 없습니다.

암과 관련 있는
장누수증후군

  인간의 몸은 세포 분열을 반복합니다. 오래된 세포는 세포 분열을 통해 새로 만든 세포로 교체됩니다. 이 작업이 정확하게 이루어지면 좋겠지만 일정한 확률로 오류가 발생합니다. 그렇다고 해서 바로 암세포가 자라는 것은 아닙니다. 갑작스럽게 변이한 세포는 대부분 자력으로는 살아갈 수 없어 자연스럽게 소멸하거나 면역 세포가 해로운 이물질로 인식해 제거합니다. 그 과정에서도 소멸하지 않고 이상 증식을 하는 경우가 있는데 그것이 바로 암세포입니다.

  암의 발병은 두 가지 패턴이 있습니다.
① 염증이 암세포 발생에 관여하는 경우
② 암세포가 면역 세포의 작용을 방해하는 경우
여기에 장내 환경도 연관되어 있을 가능성이 있습니다.

  우선 장누수증후군으로 인해 생긴 염증이 암을 일으키

는 경우입니다. 염증이 발생하면 면역 세포에서는 활성 산소가 나옵니다. 활성 산소는 병원체의 유전자 등을 파괴해 생체를 방어하는 물질이지만 병원체뿐만 아니라 세포의 유전자도 손상시킵니다. 이로 인해 유전자 복제 오류가 빈번히 발생하고 암세포가 생길 위험성이 높아집니다. 이것이 염증이 암세포 발생에 관여하는 패턴입니다.

암세포 vs 면역 세포, 승부를 결정짓는 요인은?

암세포가 면역 세포의 작용을 방해하는 경우는 장과는 큰 관련이 없습니다. 하지만 장내세균이 간접적으로는 관여합니다.

암세포 중에는 면역 세포의 작용을 억제하는 것도 있습니다. 2018년에 노벨 생리의학상을 수상한 교토대학교 혼조 다스쿠 교수의 면역관문억제제Immune Checkpoint Inhibitor 는 암세포의 면역 세포 억제 기능을 무력화해 면역 시스템이 제대로 작동하도록 돕는 약입니다.

최근 몇 년의 연구를 통해 특정 장내세균이 면역관문억제제의 작용을 돕는다는 사실이 밝혀지고 있습니다. 면역관문억제제가 잘 듣는 사람들을 대상으로 장내 환경을 조사한 결과, 공통으로 존재하는 세균이 있었고 장내세균총이 다양했다는 사실이 2018년에 여러 연구를 통해 보고되었습니다.[2]

이 결과는 면역 세포를 대상으로 한 암 치료와 장내세균총이 관련이 있다는 것을 의미합니다. 덕분에 장내세균을 활용해 보다 효과적으로 암을 치료할 수 있으리라는 기대감이 높아지고 있습니다.

피부 트러블과 노화
그리고 장과의 관계

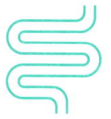

장은 피부에도 영향을 미친다

　　장의 상태는 피부를 보면 알 수 있습니다. 나이가 피부에 드러난다는 말에는 많은 사람이 공감할 것입니다. 장누수증후군으로 인해 혈액 속으로 침입한 유해 물질이 피부 세포에서 염증을 일으키면 피부 트러블이 발생합니다. 그 외에도 자외선 등 외부 자극으로 세포 손상이 축적되면 피부 트러블이 발생합니다. 나는 남자니까, 나는 나이가 들었으니까, 나는 피부에는 신경 쓰지 않으니까 상관없다고 생각할지도 모르지만 그것은 시대착오적인 발상입니다.

피부 노화에
면역이 관여하는 이유

피부에서 발생한 염증을 진정시키거나 자외선으로 손상을 입은 세포를 정리하는 것도 면역 세포의 역할입니다. 그렇다면 장누수증후군으로 인해 면역 세포가 지나치게 활성화되면 어떤 문제가 생길까요?

면역 세포가 공격 대상을 명확하게 구분하지 못하고 제거할 필요가 없는 건강한 세포까지 공격합니다. 그 결과 피부에 주름과 기미, 잡티가 생깁니다. 실제로 면역 시스템이 과하게 작동하면 피부 노화가 가속화될 수 있습니다.

거울을 봤는데 주름이 갑자기 깊어졌다면 면역 세포가 과하게 작용하고 있지는 않은지 의심해야 합니다. 과하게 작용한다는 말은 바꿔 말하면 지나치게 활성화된 상태라는 말입니다. 활성화라고 하면 좋은 의미로 들릴지 모르지만 면역 세포가 활성화하는 때는 유해한 이물질이 침입했을 때입니다. 유해 물질과의 전쟁이 몸 어딘가(또는 전신)에서 발생하고 있다는 의미입니다. 게다가 새로운 제거 대상이 추가되면 면역 세포가 지나치게 활성화해 제거하지 않아도 되는 세포까지 공격하는 일이 발생합니다.

피부 세포가 자외선으로 손상을 입으면 면역 세포에 의해 제거됩니다. 평소에는 지나치게 활성화할 일이 없기 때문에 정상적인 세포를 공격하지 않습니다. 하지만 장누수증후군으로 인해 염증이 발생하는 등 비정상적인 상태가 되면 정상적인 세포까지 망가뜨립니다. 그 결과, 자외선 등의 자극에 더 약해지고 피부 상태는 더욱 나빠집니다.

이 과정은 피부뿐만이 아니라 몸속 어떤 기관이든 동일하게 일어납니다. 한마디로 장누수증후군으로 인한 염증은 전신에 질병이 발생하기 쉬운 환경을 만드는 것입니다.

잇몸병은
유해균의 침입 경로다

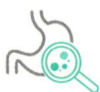

정기적으로 치과 검진을 하고 있나요? 바쁘다는 핑계로 치과 검진을 소홀히 하는 사람이 많습니다. 그런 분들은 주의해야 합니다. 통계에 따르면, 30대 이상의 성인 세 명 중 두 명이 잇몸에 크고 작은 문제가 있다고 합니다.[3]

장 전문가가 왜 잇몸병을 논하냐고 의아해하는 사람도 있을지 모릅니다. 하지만 장 건강을 위해서는 잇몸병을 무시할 수 없습니다. 아무리 장 건강에 신경 써도 잇몸병을 방치하면 그 효과는 반으로 줄어듭니다. 잇몸병은 전신의 질병과 밀접한 관련이 있기 때문입니다.

원래 잇몸병은 치주 병균에 의해 발생합니다. 치주 병균은 치아와 잇몸 사이에 있는 치주낭Periodontal Pocket 에 잠입해 잇몸 혈관을 통해 전신으로 퍼집니다. 보통 음식과 함께 들어온 균은 장의 면역 방어 기능으로 제거되지만 치주 병균은 잇몸을 통해 들어와 바로 체내로 침입합니다. 장누수증후군과 같은 현상이 입속에서 발생하는 것입니다. 치주 병균이 몸속에 퍼지면 당뇨병, 동맥경화, 심근경색, 뇌경색 등을 일으키거나 증상을 더 악화시킬 수 있습니다.

매일 양치할 때는 칫솔뿐만 아니라 치실과 치간 칫솔을 활용해 구강 건강을 유지해야 합니다. 가장 중요한 것은 어떤 치약을 쓰는지가 아니라 염증의 원인이 되는 플라크Plaque가 제거되도록 꼼꼼하게 양치질을 하는 것입니다.[6] 장누수증후군을 예방하는 동시에 잇몸병에도 걸리지 않도록 치아 건강에도 신경 써야 합니다.

5장

·

면역 vs 알레르기

감염증이 중증화되는 것도
장내세균이 원인이다

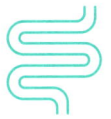

바이러스에 걸리지 않는 사람과
걸려도 증상이 심하지 않은 사람

　코로나19는 우리의 생활을 크게 바꾸었습니다. 하지만 감염과 중증화 관점에서 보면 사람마다 그 변화의 폭은 다릅니다. 집단 감염이 발생했는데도 바이러스에 감염되지 않는 사람이 있습니다. 그리고 감염되었다고 하더라도 가볍게 넘어가는 사람도 있습니다.

　같은 환경에서 같은 병원균에 노출되었는데도 이러한 차이가 생기는 이유는 무엇일까요? 왜 어떤 사람은 증상이 거의 없고 어떤 사람은 중증으로 발전할까요? 왜 사람에 따라 나이에 따라 감염 여부와 중증화 위험도까지 달라지는 것일까요?

TV 정보 프로그램 등에서는 사람마다 면역력이 다르기 때문이라고 간단히 말합니다. 하지만 그 면역력의 문제에 대해서 조금 더 자세히 살펴보고 면역 상태를 개선하기 위해 우리가 해야 할 일, 할 수 있는 일이 무엇인지 살펴보겠습니다.

장의 면역 시스템은
계속해서 학습한다

장과 면역, 장내세균과 면역의 관련성에 대해서 반복해서 말했지만, 장의 면역 시스템이 제대로 작동한다는 것은 장의 면역 작용을 제어하는 장내세균도 잘 움직이고 있다는 의미입니다.

장내에는 몸 전체의 반 이상의 면역 세균이 집중되어 있습니다. 장내의 면역 세균은 주로 음식을 통해 이물질이 침입하지는 않았는지 점검합니다. 조금 더 구체적으로 살펴보면 면역 시스템은 자연 면역과 획득 면역의 두 종류가 있습니다. 자연 면역은 체내 바이러스나 병원균, 먼지, 알레르기 항원 등의 유해한 이물질이 침입하면 가장 먼저 반응해 이물질 종류와 상관없이 일합니다.

자연 면역은 이물질에 대한 최초의 방어벽으로 이물질이 체내에 침입하는 것을 막는 세포를 말합니다. 면역 세포 중에서 대식세포 **Macrophage** (백혈구 중 하나_옮긴이) 호중구, 자연살해세포 **Natural Killer Cell** 등이 자연 면역에 중심적인 역할을 합니다.

한편, 획득 면역은 면역의 기억 능력을 활용한 시스템입니다. 면역 세포는 과거에 침입한 적이 있는 이물질을 기억해 다음에 침입했을 때 신속하고 강력하게 공격합니다. 획득 면역은 이물질에 대한 제2의 방어벽으로 자연 면역이 방어하지 못했을 때 작동합니다. 면역 세포 중 T세포와 B세포가 획득 면역에 중심적인 역할을 합니다.

장은 앞서 말한 것처럼 몸의 입구이며 온몸의 면역 세포가 반 이상 모여 있는 곳입니다. 장에서 이루어지는 면역 시스템의 작용은 다른 곳과는 조금 다릅니다. 다른 부위의 면역 시스템은 이물질의 종류와 상관없이 무조건 침입을 막으려 하지만 장의 면역 시스템은 모든 이물질을 공격하는 것은 아닙니다.

왜냐하면 영양분과 유익균은 흡수 또는 공존해야 하는 유익한 물질이며 장의 면역 시스템은 유익한 이물질을 잘 이용할 수 있도록 돕는 것이 중요한 역할이기 때문입니다. 장은 유익균은 공격하지 않고 활용하며 해로운 이물질만 공격합니다. 이를 면역 관용이라고 합니다. 이렇게 섬세하게 이물질을 선별할 수 있다는 것이 장 면역 시스템의 특징입니다.

장은 면역 시스템의
교육 기관이다

인플루엔자 바이러스나 코로나19 등의 백신은 획득 면역의 기억력을 이용하는 것입니다. 병원체의 일부를 백신이라는 형태로 접종하면 진짜 병원체에 쉽게 감염되지 않고 감염되더라도 가벼운 증상만 겪습니다. 백신에 포함된 병원체의 일부 정보를 획득 면역이 기억해서 진짜 병원체가 들어왔을 때 신속하고 강력하게 공격할 수 있도록 미리 훈련했기 때문입니다.

장은 획득 면역을 얻기 위해 일부러 병원체 침입을 조금 허용해서 그 정보를 학습할 수 있습니다. 침입한 병원체가 적인지 아군인지를 선별해야 하고 적이라면 어떤 적인지를 어느 정도 파악하지 않으면 대응할 수 없기 때문입니다. 그래서 장은 면역 세포의 학교와 같은 기능을 하는 장기라고 볼 수 있습니다.

외부의 적에 대한 획득 면역이 늘어나면 늘어날수록 방어 능력은 높아집니다. 획득 면역은 장내에서 계속 머무르는 것이 아니라 전신을 돌아다니며 다른 부위에서도 활약합니다. 장내세균은 다양성이 중요하다고 계속 말했는데, 면역 또한 다양성이 중요합니다.

면역 세포 활성화
메커니즘

장내 면역 세포의 교육은 장내세균의 자극으로 활성화 된다는 사실이 쥐 실험을 통해 밝혀지기도 했습니다. 장내 세균이 없는 쥐는 면역 기능이 거의 발달하지 않았지만 그 쥐에게 장내세균을 투여했더니 면역 기능이 활성화되었습니다. 이 실험은 장내세균의 유무가 면역 기능과 백신 효과에 영향을 미친다는 것을 시사합니다. 즉, 장내세균이 면역 시스템의 활성화에 있어서 중요한 역할은 한다고 볼 수 있습니다.

우리의 연구에서도 장내세균에 의한 면역 세포 활성화 메커니즘을 발견할 수 있었습니다. 대부분의 장내세균은 대변 속에 존재하는데, 장의 면역 세포 학교라고 불리는 파이어 판Peyer's Patch에는 알칼리게네스Alcaligenes라고 불리는 균이 존재합니다.

일반적으로 균이 들어오면 면역 세포가 균을 공격해 제거하는데 이상하게도 알칼리게네스균은 공격받지 않았습니다. 알칼리게네스균의 성분 중 하나인 리피드A Lipid A가 특수한 구조이기 때문입니다. 알칼리게네스균의 리피드A는 면역 세포를 적절히 활성화하면서도 과도한 면역 반응은 일어나지 않도록 해서 알칼리게네스균이 제거되지 않고 우리 몸속에서 공생할 수 있게 해줍니다.[1]

현재 우리는 알칼리게네스균의 리피드A를 백신의 면역 증강제, 즉 아주반트 Adjuvant로 개발 중입니다. 게다가 균체 성분뿐만이 아니라 균이 분비하는 멤브레인 베시클 Membrane Vesicle과 엑소좀 Exosome(둘 다 막소포의 일종)에도 면역 활성 기능이 있는 것으로 확인되었습니다. 간사이대학교의 가타쿠라 요시오 교수와 야마사키 시노 부교수팀이 식물 유래 유산균 락토바실러스 사케이 Lactobacillus Sakei를 만들어내는 멤브레인 베시클에 장의 면역을 활성화하는 작용이 있다는 것을 동물 실험을 통해 밝혀냈습니다.[2]

식중독과 암을 예방하는 면역 세포를
활성화하는 장내세균

최근 연구에서는 어떤 면역 세포가 어떤 질병에 강하게 대응하는지, 그 면역 세포를 활성화하는 것은 어떤 장내세균인지가 밝혀지고 있습니다. 게이오기주쿠대학교의 혼다 겐야 교수 연구팀은 건강한 사람의 분변에서 CD8T세포라고 하는 면역 세포를 활성화하는 11종의 장내세균(11균주)을 찾아냈습니다.

이 11종의 균주는 크게 두 가지로 분류됩니다. 박테로이데스목Bacteroidales 7종과 그 외의 균 4종입니다. 이 11종의 균을 쥐에게 투여한 결과, 식중독을 일으키는 병원균에 대한 감염 저항성과 암세포에 대한 항암 면역 반응이 높아졌습니다.[3]

이 11종의 균주는 희소성이 있는 세균입니다. 메타 게놈 데이터베이스를 조회한 결과에 따르면, 11종이 모두 장에 서식하는 사람은 극히 드물었습니다. 모든 균이 모든 사람에게 존재하지 않는다는 점은 아쉽지만 달리 말하면 이러한 장내세균을 연구함으로써 감염증과 암 예방 및 치료법을 개발할 수 있다는 의미이기도 합니다.

코로나19 같은 팬데믹은 앞으로도 발생할 수 있습니다. 면역 세포를 활성화하는 장내세균 연구를 통해 앞으로의 대규모 감염 사태를 예방할 수 있을 것입니다.

면역력이 지나치게 높아도
위험한 이유

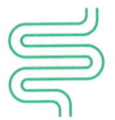

면역력은 키우는 것이 아니라
균형을 맞추는 것

언론에서는 면역 작용을 강화해야 한다, 면역력을 키워야 건강해진다고 말합니다. 그렇기에 면역력은 높으면 높을수록 좋다고 생각하기 쉽습니다. 하지만 꼭 그렇지만은 않습니다.

앞서 말했듯 장의 면역 시스템은 특별합니다. 장은 유해한 이물질과 유익한 이물질을 구별해 유해한 병원체는 공격해서 제거하고 유익한 영양분과 장내세균은 공격하지 않고 이용합니다. 그런데 이 면역 시스템이 오작동하면 이상하고 위험한 반응을 일으키기도 합니다. 그것이 바로 알레르기입니다.

평소에는 면역 시스템이 꽃가루에 대해 과잉 반응을 하지 않았지만, 갑자기 평소처럼 기능하지 않고 과하게 반응해서 발생하는 문제가 꽃가루 알레르기입니다. 식품 알레르기도 마찬가지로 원인 물질인 식품(달걀, 우유, 밀, 견과류, 어패류 등에 포함된 단백질)에 면역 시스템이 오작동해 과잉 반응을 일으켜서 발생합니다.

이러한 과잉 반응이 나타나는 이유는 면역력에서 제어와 공격의 균형이 무너졌기 때문입니다. 바꿔 말하면 알레르기의 원인 물질에 대한 면역력이 너무 높아졌다는 말입니다. 면역은 무조건 높이는 것보다 균형을 맞추는 것이 더 중요합니다.

코로나19 중증화는
면역 시스템의 과잉 반응

코로나19의 중증화에는 몇 가지 패턴이 있었습니다. 그 중 하나가 지나치게 높은 면역력과 면역 시스템의 과잉 반응과 밀접한 관련이 있다는 사실을 알고 있나요? 코로나19가 발병한 후 치명적인 호흡 부전 상태에 빠지는 원인은 바이러스 감염으로 인해 일어나는 사이토카인 폭풍Cytokine Storm이라고 하는 면역 과잉 반응 때문입니다.

사이토카인Cytokine이란 면역 세포에서 분비되는 단백질로 체내에 바이러스가 침투하면 늘어나고 주변의 면역 세포를 자극해서 바이러스를 공격하도록 유도합니다. 어떤 원인으로 면역 시스템이 과하게 작용하면 사이토카인이 계속 만들어지고 지나치게 늘어나 폭풍처럼 정상 세포까지 공격하는 것입니다.

코로나19가 유행했을 때, 폐에서 바이러스 감염이 발생하고 면역의 힘으로 바이러스가 사라졌는데도 면역 세포가 계속 활성화하는 사이토카인 폭풍이 잇따라 발생했습니다.

이렇게 면역이 과도하게 활성화한 결과, 폐 세포가 손상되어 호흡 부전에 빠지기도 했습니다. 코로나19 바이러스에 대항하기 위한 체내의 면역 시스템이 오히려 우리 몸을 공격하는 상황으로 그 원인은 면역의 과잉 반응입니다.

면역은 무엇을 대상으로 어느 정도로 작용하는지가 가장 중요합니다. 너무 게을러도 안 되고 너무 열심히 일해도 안 됩니다. 면역학적으로는 병원체에 대한 반응 능력을 일정 수준으로 유지하면서 유익한 이물질과 우리 몸, 환경적 요인에 과잉 반응하지 않는 상태가 가장 이상적입니다.

코로나19와
장내세균의 상관관계

코로나19와 장내세균의 관계에 대해서는 국내외 연구팀에 의해 다양한 연구가 이루어졌습니다. 도쿄대학교 연구팀에서는 코로나19 발생 초기인 2020년 2월부터 8월에 걸쳐 코로나19에 감염된 스물두 명을 대상으로 연구를 진행했습니다. 그 결과, 코로나19 감염자는 건강한 사람과 비교해 피칼리박테리움Faecalibacterium 속 균이 감소하는 등 장내세균총이 변화했고 혈중에는 중증화와의 연관성이 밝혀진 사이토카인이 상승했다고 합니다.[4]

이 연구는 상관관계를 보여주는 것일 뿐, 인과관계는 불명확하지만 피칼리박테리움은 낙산 생성균이 있는 대표적인 속屬이고 낙산은 염증 억제 효과가 있는 T레그 세포(제어성 T세포)의 작용을 유도한다는 점에서 바이러스에 감염되면 피칼리박테리움이 줄고 염증성 사이토카인이 늘어난다는 데이터는 타당하다고 봅니다.

2022년 10월에 도쿄의과대학교 연구팀이 중심이 되어 조사한 결과, 코로나19 감염 후 중증으로 발전한 환자 중 구강 유래 세균이 많고 낙산 생성균이 적은 환자와 변 속에 단쇄지방산이 적은 환자가 있었습니다. 그 외에 아미노산과 신경전달물질 등에도 차이가 있다는 점을 발견했습니다.[5]

여러 연구를 통해 장내세균총의 차이로 인한 단쇄지방산과 아미노산의 대사 물질, 신경전달물질의 차이가 코로나19 감염으로 인한 과도한 면역 반응의 제어 인자일 가능성이 제시된 것입니다.

이는 코로나19에 감염된 사람을 대상으로 한 연구를 통해 얻은 데이터지만 사이토카인 폭풍 등 과도한 면역 작용은 다른 바이러스 감염증에서도 관찰됩니다. 장내세균총의 상태는 기타 감염증의 경우에도 중증으로 진행되거나 과잉 반응을 일으킬 위험성이 높은 환자를 찾아내기 위한 지표로 이용할 수 있습니다.

알레르기의 원인은
장에 있다?

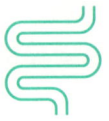

위생 가설,
알레르기 증가와 장내세균

    꽃가루 알레르기 등 알레르기가 생기는 사람이 늘어난다는 말을 들어본 적이 있을 것입니다. 전국 이비인후과 의사를 중심으로 실시한 알레르기성 비염(꽃가루 알레르기와 일반적인 알레르기성 비염) 실태 조사[6]에 따르면 실제로 그러한 경향이 있습니다.

    1998년 알레르기성 비염의 합계 유병률은 29.8퍼센트였으며, 2008년은 39.4퍼센트, 2019년은 49.2퍼센트입니다.

10년마다 10퍼센트씩 늘어나는 추세이며 지금은 두 명 중 한 명이 알레르기성 비염을 앓고 있습니다. 꽃가루 알레르기만 보더라도 1998년에는 19.6퍼센트였지만, 2008년에는 29.8퍼센트, 2019년에는 42.5퍼센트로 20년 사이에 두 배 이상 늘어났습니다.

알레르기 질환이 늘어난 이유는 현대 사회에서는 미생물과 접촉할 기회가 적어졌기 때문입니다. 위생 가설Hygiene Hypothesis이라 불리는 것으로, 일상에서 다양한 미생물을 접하며 자극을 받으면 오히려 면역 기능이 발달하고 알레르기가 잘 생기지 않는다는 이론입니다.[7]

삼나무 꽃가루로 인한 알레르기는 삼나무 숲이 있는 산간 지역에 사는 사람에게 더 많이 생길 것 같은데 실제로는 도시 사람들에게서 더 많이 발생합니다. 산간 지역에서 가축을 기르면 그 분변이 건조되어 공기 중에 떠돌고 사람들이 자연스럽게 그것을 흡입합니다. 그 안에는 미생물의 사체도 들어가 있어 이물질을 접할 기회가 많아지고 그만큼 면역 기능이 단련되어 알레르기가 잘 생기지 않는 것입니다.

위생 가설의 관점에서 보면 코로나19 사태로 인해 어디에서나 살균에 신경 쓰고 균에 닿지 않는 생활을 했기에 앞으로 알레르기가 생기는 사람이 더 늘어나지 않을까 하는 우려의 목소리도 나오고 있습니다.

위생 가설에 대해서는 찬반이 나뉘고 있지만 장의 입장에서 보면 어디까지나 유해한 병원체가 있는 불결한 환경은 논외로 봐야 합니다. 하지만 철저하게 제균된 환경이라면 면역 기능은 발달하기 힘듭니다. 우리의 장내에는 100조 개나 되는 세균이 있고 그처럼 방대한 수의 균과 공생하는 이상 다양한 균과 적당히 접촉하는 환경이 자연스럽습니다.

현재는 위생 가설에서 발전한 '장내 균총 가설'이 유력합니다. 장내 균총 가설은 장내세균의 다양성이 우리의 면역 발달과 제어에 중요한 역할을 한다는 개념입니다. 반대로 균형이 무너진 장내세균총은 디스바이오시스Dysbiosis라고 불리며 알레르기뿐만 아니라 여러 질병과도 관련이 있습니다.[8]

장내 환경을 정비하면
알레르기 해결에도 도움이 된다

면역은 제어와 공격의 균형이 중요합니다. 면역이 균형을 유지하며 제대로 역할하고 있다는 것은 면역 작용을 제어하는 장내세균도 제 역할을 한다는 것을 의미합니다.

유익균이 만들어내는 단쇄지방산인 낙산은 면역 시스템이 이물질에 과잉 반응을 하지 않도록 제어하는 역할을 합니다. 정확하게 말하면 T레그 세포라고 하는, 면역 세포 중에서 과잉 반응을 억제하는 세포의 작용을 유도해 면역이 과잉 반응을 일으키지 않도록 합니다. 하지만 면역이 제대로 작용하지 못하면 장내세균도 제대로 작용하지 못할 가능성이 높습니다.

알레르기 증상을 억제하는
포스트바이오틱스

　유익균의 대사 물질인 포스트바이오틱스와 알레르기와의 관계성도 점차 밝혀지고 있습니다. 알파케토A$^{α-Keto A}$는 포스트바이오틱스의 일종으로, 여기에 알레르기성 피부염 증상을 억제하는 작용이 있다는 사실을 동물 실험으로 확인했습니다.[9]

　이 연구에서는 건강에 좋은 기름으로 주목받고 있는 아마씨유와 들기름에 풍부하게 함유된 오메가3 지방산이 면역에 미치는 영향을 조사했습니다. 오메가3 지방산은 체내에서 합성할 수 없는 필수 지방산으로 알파리놀렌산, DHA, EPA, 세 가지가 유명합니다. 영양제도 다양하고 유명하지만 오메가3 지방산은 생활 습관병 예방을 비롯해 혈액과 인지 기능 개선 등 다양한 건강 효과가 있습니다.

　오메가3 지방산 중 하나인 알파리놀렌산이 장내세균에 의해 대사되면 알파케토A가 만들어집니다. 알파케토A는 면역 세포 중 하나로 특정 대식세포에 작용해 알레르기성 피부염의 증상을 억제한다는 사실을 쥐와 필리핀 원숭이 실험을 통해 확인했습니다. 게다가 알파케토A가 대식세포의 활성화를 억제함으로써 제2형 당뇨병 증상도 완화할 수 있다는 사실도 밝혀졌습니다.

알파케토A는 인간의 분변에서도 검출됩니다. 개인에 따라 다르지만 오메가3 지방산을 많이 섭취하면 알파케토A의 생성량도 증가합니다. 인간에게는 어떤 효과가 있는지는 앞으로 계속 연구가 필요합니다.

죽은 균은
유익균의 먹이가 된다

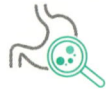

　요거트나 유산균 음료 광고에서 유산균이나 비피두스균이 살아 있는 상태로 장까지 도달한다는 광고 문구를 본 적이 있을 것입니다. 대부분의 균은 위산에 약해서 먹어도 장까지 도달하지 않습니다. 하지만 이렇게 광고하는 상품은 뛰어난 균을 골라 특수한 제조법을 통해 살아 있는 상태로 장까지 가도록 만든 상품입니다. 캡슐로 감싸거나 산소 투과성을 낮추는 등 다양한 연구를 통해 장까지 균이 갈 수 있도록 만들었기 때문에 그 부분을 강조하는 것입니다.

　보통의 균은 열과 위산으로 인해 사멸되지만 죽은 균이 장에서 아무 역할을 하지 않는 것은 아닙니다. 죽은 균이라도 장에 도착하면 면역 시스템을 자극할 수 있습니다. 어떤 죽은 균은 장내에 있는 유익균의 먹이가 되어 단쇄지방산 생성에 이바지하기도 합니다. 살아 있는 균처럼 유익한 대사 물질을 계속 만들어내거나 다른 균을 활성화하거나 증식시키지는 않지만 죽은 균도 분명 존재 가치는 있습니다.

6장

장은 얼마나 뇌에
영향을 줄까?

뇌와 장내세균의
의아한 관계

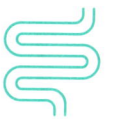

치매나 우울증이 있는 사람의 장은
어떤 상태일까?

'뇌와 장의 상호작용'은 장과 뇌는 서로 밀접하게 영향을 주고받고 있어서 뇌가 변화하면 장도 변화하고, 장이 변화하면 뇌도 영향을 받는다는 개념입니다. 최근 주목받는 주제로 국내와 해외에서 활발하게 연구가 이루어지고 있습니다.

아직 밝혀지지 않은 부분이 많지만 지금까지 장내세균과 치매와의 관계를 보여주는 많은 연구가 발표되었습니다. 치매인 사람과 치매가 아닌 사람의 장내세균을 비교하면 각각 다른 특징이 있습니다. 여기에는 식사가 영향을 줄 가능성이 있고 장내세균이 만들어내는 젖산이 치매 위험을 낮출 수 있다는 내용이 포함되어 있습니다.

게다가 치매와 그 전 단계라고 할 수 있는 경도 인지 장애도 장내세균의 변화가 확인되었기 때문에 치매가 발병하기 전부터 장내세균에 변화가 생기고 그것이 치매 발병에 영향을 줄 가능성이 제기되고 있습니다.[1]

우울증과 조현병 같은 정신 질환을 대상으로도 연구가 이루어지고 있습니다. 우울증인 사람의 장내세균총에 대해서는 2016년에 국립정신신경의료연구센터의 아이자와 에미코 연구팀이 연구를 진행해 우울증인 사람의 장내에는 건강한 사람과 비교해서 비피두스균과 유산균이 적다는 사실을 확인했습니다.[2]

이 연구에서는 43명의 우울증 환자와 57명의 건강한 사람의 장내세균을 조사해 비교했습니다. 그 결과, 우울증 환자의 장내에는 비피두스균도 유산균도 눈에 띄게 적었습니다. 이 연구를 통해서 유익균이 적으면 우울증의 위험이 높아진다는 사실을 어느 정도 확인할 수 있습니다.

이러한 연구 결과를 보면 뇌 기능과 정신 상태, 장내 환경에는 어떤 관계성이 있다고 예측할 수 있습니다. 병에 걸리면 식욕이 떨어지고 편식을 하는데 이때는 장내세균총의 균형도 무너진 상태라고 볼 수 있습니다. 그러나 병에 걸렸기 때문에 장내세균총의 환경이 바뀐 것인지, 장내세균총이 바뀌었기 때문에 병에 걸렸는지 그 인과관계를 밝히기는 쉽지 않습니다.

하지만 인과관계를 규명할 수 없다고 해서 의미가 없는 것은 아닙니다. 무엇이 먼저인지는 알 수 없지만 장내세균총을 개선하면 질병이 호전될 가능성은 여전히 존재하기 때문입니다. 그래서 국내외에서는 우울증과 자폐증 치료에 식사요법과 분변 이식 등을 활용하고 있습니다. 연구를 계속해 나가며 큰 효과가 있는 치료법을 발견할 가능성을 기대하고 있습니다.

정신적 안정과
장내세균의 균형

인과관계와 메커니즘 등 아직 많은 부분이 베일에 싸여 있는 뇌와 장의 상호작용이지만 쥐를 이용한 실험에서는 장내세균이 정신의 안정에 영향을 준다는 사실이 확인되었습니다.

스웨덴과 싱가포르 연구팀에서 장내세균이 없는 쥐와 장내세균이 있는 쥐의 성장을 관찰했습니다. 그 결과, 장내세균이 없는 쥐는 성장하면서 공격적이고 위험한 행동을 취했습니다.[3] 추가로 같은 연구팀에서 장내세균이 없는 쥐에게 각각 다른 성장 시기에 장내세균을 투여하는 실험을 진행했습니다.

성장 초기 단계에 장내세균을 투여한 쥐는 원래 장내세균이 있는 쥐와 유사한 행동 양상을 보였습니다. 더 공격적이거나 위험한 행동을 보이지 않았던 것입니다. 하지만 성장기가 지나 성숙한 시기에 장내세균을 투여한 쥐는 장내세균이 없는 쥐와 똑같이 공격적인 성향을 보였습니다. 이 결과를 통해 연구팀은 장내세균이 뇌 초기 성장에 영향을 준다는 결론을 내렸습니다. 인간에게도 적용할 수 있는지는 아직 확실하지 않지만 장내세균이 생물의 행동 패턴을 바꾼다는 매우 흥미로운 연구 결과라고 할 수 있습니다.

장내 신경 네트워크

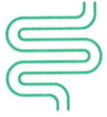

장 속에도
신경 네트워크가 있다?

신경 네트워크라고 하면 대부분 뇌를 떠올립니다. 뇌는 신경 네트워크의 집합체이고 그 덕분에 우리의 뇌는 복잡한 사고를 할 수 있습니다. 그런데 장에도 신경 네트워크가 존재합니다. 장에는 뇌 다음으로 많은 신경 세포가 모여 있으며 장신경계Enteric Nervous System라고 부르는 그물 모양의 신경 네트워크가 있습니다. 장신경계가 있어 우리는 자율적으로 소화, 흡수, 배설을 위한 연동 운동을 하거나 소화액 등의 분비를 조정할 수 있습니다.

극도로 긴장하면 배가 아프거나 배탈이 납니다. 그 이유는 스트레스로 인한 불안과 긴장이 장에 전달되어 과도한 연동 운동을 하기 때문입니다. 또 장의 신경 세포는 수분과 나트륨 등 전해질 흡수를 제어하는데 스트레스로 인한 오작동으로 물과 전해질의 양이 늘어나면 배탈이 일어납니다.

장과 뇌를 이어주는
신경 네트워크

장내 신경 네트워크의 정보는 장내에만 머무르지 않습니다. 자율신경계나 호르몬, 세포에서 분비되는 물질(사이토카인) 등으로 인해 뇌에도 정보가 전달됩니다. 이것이 뇌와 장이 영향을 주고받는다는 개념인 '뇌와 장의 상호작용'의 기반입니다. 예를 들어 장내세균총이 무너지거나 장의 면역 기능이 떨어지는 등의 문제가 생기면 그 정보가 뇌로 전달되어 불안감 등의 정신적인 증상이 나타나는 것입니다.

행복 호르몬은
장에서 만들어진다

스트레스를 완화하는 작용이 있다고 알려진 신경전달물질 GABA는 뇌뿐만 아니라 장에서도 만들어집니다. GABA 역시 장내 유익균이 만들어내는 포스트바이오틱스 중 하나입니다. GABA와 마찬가지로 심신을 안정시키는 작용이 있는 세로토닌Serotonin이라는 호르몬도 대부분은 뇌가 아니라 장에서 만들어집니다.

세로토닌은 행복 호르몬이라고도 불리는데, 식사를 통해 섭취하는 아미노산의 일종인 트립토판을 원료로 생성되는 신경전달물질입니다. 장에서 생성되는 세로토닌은 장을 자극해 연동 운동을 촉진하고 대장균과 같은 유해균의 독성을 완화한다는 사실도 보고되고 있습니다.

세로토닌은 아침부터 저녁까지 분비되고 저녁부터 다음 날 아침까지는 세로토닌을 원료로 삼아 멜라토닌Melatonin이라는 호르몬이 생성됩니다. 멜라토닌은 수면 호르몬이라고 불리며 잠을 잘 들 수 있게 도와줍니다.

세로토닌의 분비가 줄어들면 멜라토닌의 분비도 줄어들어 체내 리듬이 깨질 수 있습니다. 이를 예방하기 위해서는 트립토판이 많이 포함된 대두나 달걀, 유제품 등을 적극적으로 섭취할 필요가 있습니다.

장 내벽의 점막에는 세로토닌을 분비하는 세포가 존재하며 포스트바이오틱스인 단쇄지방산이 세로토닌 분비를 촉진하는 역할을 한다는 사실도 알려져 있습니다. 따라서 유익균이 단쇄지방산을 많이 만들어낼 수 있도록 유익균의 먹이가 되는 식이 섬유와 올리고당을 꾸준히 섭취해야 합니다.

자율신경이 안정되면
장의 움직임도 좋아진다

우리 몸속에는 무수히 많은 신경이 있습니다. 그중 내장과 혈압, 호흡, 체온, 체액(침, 땀, 눈물)의 분비 등 몸의 기능을 자율적으로 제어하는 것이 자율신경입니다. 장에서 세로토닌이 잘 분비되어 체내 리듬이 제대로 돌아가면 자율신경도 안정되고 장의 움직임도 좋아집니다. 장의 연동 운동을 제어하는 것이 자율신경이기 때문입니다.

자율신경은 교감신경과 부교감신경 두 가지로 나뉩니다. 교감신경은 낮에 활기차게 움직이고 긴장과 스트레스를 느끼면 활성화합니다. 반대로 부교감신경은 밤이나 잠을 잘 때, 편안히 쉬고 있을 때 활성화합니다. 이 두 가지 신경이 시소처럼 번갈아 가며 활성화하는 것이 이상적인 상태입니다. 그래야 체내 리듬도 안정되고 심신의 균형도 유지됩니다. 하지만 변비가 있는 사람 중에는 교감신경과 부교감신경의 전환이 원활하지 않은 경우가 많습니다.

장을 통해
뇌에 접근하자

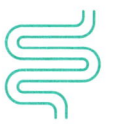

가장 먼저
장을 바꿔야 하는 이유

    지금까지 장과 뇌의 상호 작용을 중심으로 설명했습니다. 아직 밝혀지지 않은 부분도 많기 때문에 뇌를 바꾸려면 장을 바꾸면 된다고 단언할 수만는 없습니다. 뇌가 어떤 것에 주로 영향을 받고, 어떤 경로로 어떻게 접근해야 건강해지는지는 아직 연구 중입니다. 뇌의 노화를 막는 트레이닝이나 뇌를 활성화시킨다는 식품이 실제로 효과가 있는지 판단하기도 어렵습니다.

하지만 장을 관리하는 것은 누구나 쉽게 할 수 있고 뇌를 바꾸는 것보다 더 접근하기 쉽습니다. 먹는 음식을 바꾸기만 해도 효과적으로 장에서 뇌로 접근할 수 있기 때문입니다.

우선 세로토닌과 멜라토닌의 원료가 되는 트립토판이 풍부한 대두나 유제품 등을 적극적으로 섭취합니다. 유익균이 단쇄지방산을 많이 만들어낼 수 있도록 유익균의 먹이가 되는 식이 섬유나 올리고당을 꾸준히 먹는 것도 좋습니다.

장은 건강해지고 싶은 사람, 건강을 지키고 싶은 사람, 노화를 막고 싶은 사람이 가장 먼저 바꿀 수 있고 효과를 기대할 수 있는 장기입니다.

행복 호르몬도
과잉 분비에 주의하자

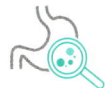

　면역력은 높이거나 키우는 것이 아니라 균형을 맞추는 것이 중요합니다. 면역력이 지나치게 높아지면 면역 시스템이 오작동해 원래 반응하지 않아도 되는 좋은 물질에까지 과잉 반응을 일으켜 알레르기가 생기기 때문입니다.

　장에서 만들어지는 행복 호르몬인 세로토닌 또한 과잉 분비되면 문제가 생깁니다. 세로토닌은 장의 연동 운동을 돕는 기능이 있기 때문에 지나치게 많이 분비되면 설사를 유발합니다. 반대로 적게 분비되면 변비의 원인이 됩니다.

　세로토닌 또한 너무 많지도 적지도 않은 적당량이 분비되는 것이 가장 좋습니다. 무엇이든 균형을 맞추는 것이 중요합니다.

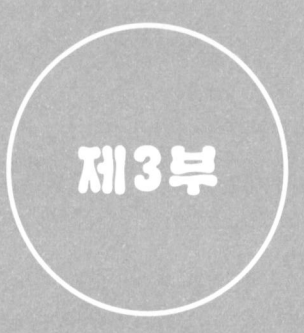

제3부

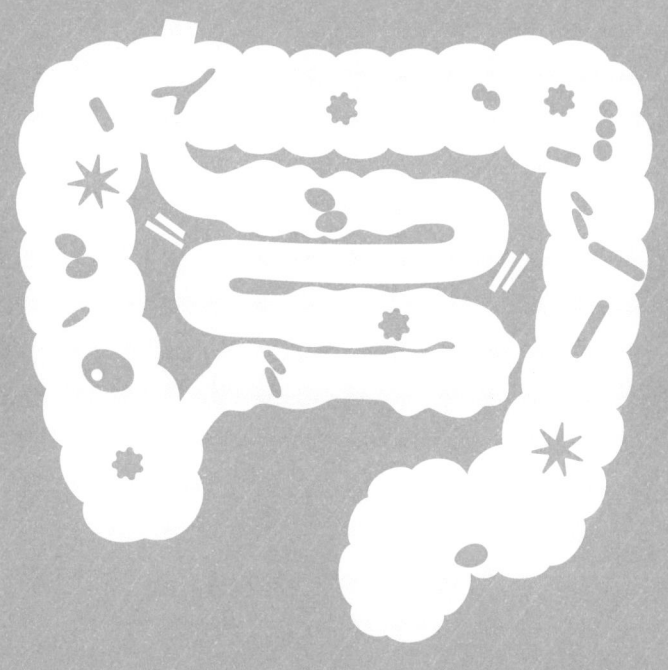

장과 장내세균을 살리는
실천 전략

7장
·
최고의
장내 환경을 만드는
식사법

좋은 균을
먹고 늘리고 움직인다

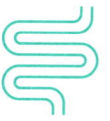

음식으로
장과 몸이 바뀐다

　지금까지 장과 장내세균의 역할 그리고 다양한 건강과의 관련성을 설명했습니다. 장과 장내세균의 세계가 얼마나 재미있는지 알리고 싶어서이기도 하지만 장과 장내세균의 특징을 파악해 우리의 건강에 활용하기를 바라는 마음이 컸습니다.

　먹는 음식이 바뀌면 장내세균이 바뀌고 몸 상태도 바뀌고 체질도 바뀝니다. 건강이나 체질 때문에 고민인 사람들은 물론이고 건강 유지, 장수 등 막연한 목적을 가진 사람들도 지금부터 소개하는 세 가지 전략을 잘 활용하면 몸이 바뀌는 것을 느낄 수 있을 것입니다.

최고의 장내 환경을 만들기 위한 세 가지 실천 전략은 좋은 균 섭취하기, 좋은 균 늘리기(균이 좋아하는 먹이 주기), 음식 궁합을 생각해서 균 활성화하기(포스트바이오틱스의 생산 유도하기)입니다.

좋은 균 섭취하기

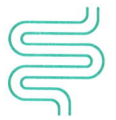

발효 식품은
좋은 균의 보고다

장내 환경을 바꾸려면 지금 장에 살고 있는 균을 활성화해 더 좋은 역할을 하게 하거나 기존에는 없었던 좋은 균을 섭취해야 합니다. 이 두 가지가 주요 접근 방식입니다. 균의 활성화는 다른 실천 전략에서 자세히 설명하기로 하고 여기서는 좋은 균을 섭취하는 방법을 살펴보겠습니다.

좋은 균을 섭취하는 방법은 매우 단순합니다. 좋은 균이자 유익균인 비피두스균, 유산균, 당화균, 초산균, 낙산균이 풍부한 요거트나 낫토 등의 발효 식품을 먹는 것입니다. 대표적인 발효 식품은 요거트와 낫토지만 그 외에도 다양한 식품이 있습니다.

김치, 치즈, 일본의 전통 발효 음료 아마자케, 쌀겨를 이용한 채소 절임 누카즈케, 멸치를 소금에 절여 발효시킨 후 오일에 담근 이탈리아 보존 식품 안초비, 양배추를 발효시킨 독일식 장아찌 사우어크라우트, 대두를 사용한 인도네시아 발효 식품 템페 등이 있습니다.

된장, 간장, 식초, 두반장, 어장 등의 조미료도 발효시켜 만든 식품입니다. 또 오키나와 전통 음식인 삭힌 두부 도후요, 생선을 쌀 등의 전분과 함께 발효시키는 일본 전통 초밥 나레즈시, 중국의 취두부도 발효 음식으로 유명합니다.

발효 기술은 인류에게는 불만큼이나 혁신적인 발명 중 하나입니다. 장을 연구하다 보면 그런 생각이 들곤 합니다. 거기에는 몇 가지 이유가 있습니다. 첫 번째는 수렵과 채집을 통해 얻은 식재료를 장기간 저장할 수 있게 되었다는 점입니다. 두 번째는 발효를 통해 유익균을 늘릴 수 있다는 점입니다. 균이 만들어내는 유익한 물질을 섭취하면 영양가와 기능도 향상됩니다.

그리고 가장 중요한 것은 풍미가 좋아져서 맛있어진다는 것입니다. 맛이 없었다면 이렇게 오랫동안 사람들의 생활 속에 자리 잡기는 힘들었을 것입니다. 우리가 장내세균과 함께 살아올 수 있었던 이유는 이렇듯 발효에 다양한 이점이 있기 때문입니다.

섭취 방식에 따라
균의 움직임이 달라진다

우리 연구소에서는 발효 식품의 힘을 밝히기 위해 발효 식품에 포함된 균과 유익한 물질에 대해 조사하고 있습니다. 아직 시작한 지 얼마 되지 않았지만 놀랄 만한 결과를 얻었습니다. 예를 들면 낫토의 효과입니다.

마트에 가면 다양한 낫토 제품을 판매합니다. 제품마다 맛이 다른 것처럼 낫토균이 유익균을 만드는 능력도 천차만별입니다. 무엇을 선택하라고 딱 잘라 말하는 것은 어렵지

대표적인 발효 식품

- 김치
- 치즈
- 요거트
- 낫토
- 아마자케
- 누카즈케
- 안초비

- 사우어크라우트
- 템페
- 도후요
- 나레즈시
- 취두부
- 된장, 간장, 식초, 두반장, 어장 등의 조미료

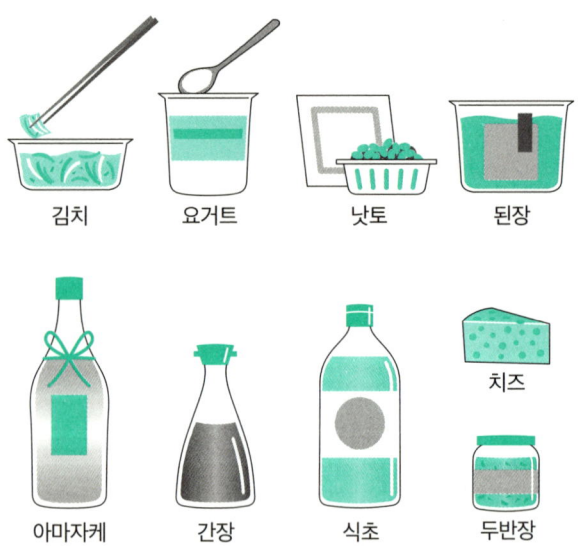

김치　　요거트　　낫토　　된장

아마자케　　간장　　식초　　두반장

치즈

만, 전통 식품으로 오랫동안 사랑받은 식품은 건강에 좋은 것이 많습니다.

또 발효 식품을 다른 식재료와 조합해서 유익한 물질을 만들어낼 수도 있습니다. 그런데 이 조합에는 타이밍이 중요합니다. 식초를 예로 들어보겠습니다. 식초는 산성이기 때문에 유익한 물질을 만들어내는 효소의 작용을 방해할 수 있습니다. 요리 초반에 넣으면 좋은 대사 물질을 만들어내는 효소가 작용하지 않아 대사 물질도 줄어듭니다. 식초가 물질을 분해하는 효소의 작용을 억제하기 때문에 좋은 대사 물질이 만들어진 후에 식초를 뿌리는 편이 좋습니다.

어느 타이밍이 가장 좋은지는 대사 물질에 따라 다르기에 여기서 모두 설명할 수는 없지만 보기에는 비슷해 보이는 식초 등의 조미료를 언제 가미하느냐에 따라 얻을 수 있는 대사 물질도 달라진다니 흥미롭지 않나요?

요거트도 낫토도
꾸준히 먹는 것이 중요한 이유

식품과 영양제를 통해 섭취하는 균의 대부분은 통과균이라 기본적으로 장에 정착하지 않습니다. 보통 3일에서 길면 2주 정도 머무른다고 합니다. 통과만 하는 것이 과연 의미가 있는지 궁금할 수도 있지만 통과균이 지나가면서 식이섬유를 당으로 분해하고 당에서 단쇄지방산을 만들어냅니다. 또한 장에 있는 장내세균을 도와 유익균의 증식을 촉진하고 유해균의 번식을 막는 등 다양한 역할을 하기 때문에 장내 환경이 좋아집니다.

그중에는 유난히 생명력이 강해 그냥 통과하지 않고 장에 정착하는 균도 있습니다. 장에 존재하는 균과 비슷한 균일수록 쉽게 정착합니다. 장내 환경에 따라 다르겠지만 지금 장에 자리 잡은 균이 쉽게 자기 자리를 내어주지는 않을 것입니다. 살기 좋은 장내 환경을 갖추고 있으면 새로운 균이 들어와 정착하기가 더 힘듭니다.

균을 섭취하는 목적은 장에 정착시키려는 것이 아니라

상주하고 있는 유익균에게 좋은 자극을 주어 조금씩 환경을 개선해 나가기 위함입니다. 그러한 의미에서 좋은 균을 한 번 섭취했으니까 충분하다고 생각하지 말고 꾸준히 섭취하는 것이 중요합니다.

디저트나 간식으로 장내세균을 활성화시키자

아침에 요거트만 먹는 사람, 점심 먹을 시간이 없어서 요거트 음료만 먹는 사람이 있습니다. 편하긴 하지만 그다지 좋은 섭취 방법은 아닙니다. 발효 식품은 식후 디저트 또는 간식으로 먹는 것을 추천합니다. 왜냐하면 공복일 때는 위산이 많이 분비되어 균이 살아서 장까지 가지 못할 가능성이 높기 때문입니다. 특히 아침에는 위산이 많이 분비됩니다. 아침 식사 때 발효 식품을 먹는다면 채소, 과일, 삶은 달걀을 조금이라도 먼저 먹는 편이 좋습니다.

따라서 디저트로 먹을 수 있는 요거트를 추천합니다. 특히 밤에 자기 전에 먹으면 좋습니다. 수면 중에는 부교감신경이 활성화하며 장의 움직임이 활발해집니다. 그때 좋은 균을 넣어주면 더 큰 효과를 기대할 수 있습니다. 칼로리가 걱정된다면 저지방 요거트나 저칼로리 제품을 선택하거나 유산균을 영양제로 섭취하는 것도 좋은 방법입니다.

균이 좋아하는 먹이 먹기

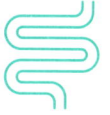

장내세균의 움직임을
활성화하는 식품

　좋은 균을 섭취하는 것도 중요하지만 장 속에 살고 있는 좋은 균의 먹이가 되는 음식을 꾸준히 챙겨 먹는 것도 중요하며, 이것이 좋은 장내 환경을 만드는 두 번째 실천 전략입니다. 유익균이 좋아하는 대표적인 먹이는 수용성 식이 섬유와 난소화성 올리고당입니다. 식이 섬유는 물에 쉽게 녹지 않는 불용성과 물에 쉽게 녹는 수용성, 두 종류가 있습니다. 유익균이 좋아하는 수용성 식이 섬유는 오트밀의 원료인 귀리, 요즘 인기 있는 찰보리 등의 보리에 많이 포함되어 있습니다.

또 해조류에도 식이 섬유가 풍부하게 함유되어 있습니다. 수용성 식이 섬유는 말 그대로 물에 녹아서 사라지기 때문에 식이 섬유를 제대로 섭취하려면 된장국 등에 넣어서 국물째로 마시는 것이 좋습니다.

올리고당도 소화성과 난소화성, 두 종류가 있는데 유익균의 먹이가 되는 난소화성 올리고당은 양파, 우엉, 바나나, 콩류, 우유에 많습니다.

콩류나 뿌리채소에 들어 있는 저항성 전분은 불용성 식이 섬유이기 때문에 위나 소장에서 소화 흡수되지 않지만 유익균의 먹이가 되기 때문에 중요합니다.

백미도 식히면 저항성 전분이 늘어납니다. 그렇기에 갓지은 밥이 아니라 조금 식힌 후에 먹는 편이 장에는 좋습니다. 도시락의 백미도 데우지 않고 먹는 편이 더 좋을 수도 있습니다.

장내세균과
가공식품, 인공감미료

　장내세균의 먹이를 늘리기 위해서는 되도록 가공하지 않은 식품을 추천합니다. 대부분의 식품은 제조 과정에서 원래 식재료가 지닌 영양소가 파괴됩니다. 특히 식이 섬유는 쉽게 파괴되며 장내세균에게 반드시 필요한 영양소까지 함께 손실될 수 있습니다. 식이 섬유가 풍부한 껍질을 제거하고 정제한 곡물이나 그 곡물을 이용해 만든 가공식품이 전형적인 예입니다.

　또 최근 많이 사용되는 인공 감미료도 장내세균에는 좋지 않은 영향을 미칩니다. 2022년에 세계 최고의 생명과학 학술지 〈셀cell〉에 네 종류의 인공 감미료를 2주 동안 섭취한 건강한 성인은 장내세균의 활동이 둔해졌다는 논문이 발표되었습니다.[1] 가능한 한 인공 감미료 등은 사용하지 않고 식재료 본연의 유익한 성분을 그대로 활용하는 식생활이 장내세균에는 도움이 된다고 할 수 있습니다.

식이 섬유와
난소화성 올리고당 섭취하기

장의 장벽 기능이 약화되어 유해한 물질이 체내에 침입하면 장누수증후군이 일어납니다. 장누수증후군이 발생하는 주요 원인으로는 노화, 유해균의 증식, 단쇄지방산을 만들어내는 유익균의 먹이 부족, 장의 표면을 덮는 점액의 감소가 있습니다. 유익균의 먹이 부족은 균이 좋아하는 먹이를 먹는다는 실천 전략과 직접적인 관련이 있습니다. 그런데 유해균의 증식과 장의 표면을 덮는 점액의 감소도 장내세균의 먹이와 밀접한 관련이 있습니다.

우선 장에는 먹이만 제대로 공급해 주면 단쇄지방산을 만들어내는 균이 살고 있습니다. 단쇄지방산은 장을 약산성으로 유지하는 데 중요한 역할을 합니다. 단쇄지방산이 충분히 만들어져서 약산성 상태가 유지된다면 장내에서는 유해균이 쉽게 증식하지 못합니다. 즉, 단쇄지방산이 유해균의 증식을 억제하는 것입니다.

또 장내세균의 먹이인 식이 섬유나 난소화성 올리고당이

부족해지면 균들이 장 내벽을 덮고 있는 끈적한 점액을 먹어 버립니다. 장의 점액이 장내세균의 먹이가 된다는 말입니다. 이로 인해 장의 표면을 덮는 점액이 감소해서 장누수증후군이 발생하는 것입니다. 이런 악순환을 막기 위해서는 식이섬유나 난소화성 올리고당을 충분히 챙겨 먹어야 합니다.

포스트바이오틱스 이용하기

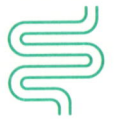

균의 대사물로
건강해진다는 새로운 발상

장에는 다양한 균이 서로 영향을 주고받으며 생활하고 있고, 균이 만들어낸 성분은 장뿐만 아니라 온몸에 영향을 미칩니다. 그렇기에 세 번째 실천 전략으로 균과 균이 먹는 먹이뿐만 아니라 균이 만들어내는 유익한 성분인 포스트바이오틱스에도 주목해야 합니다.

포스트바이오틱스를 제대로 활용하는 방법은 장에서 포스트바이오틱스가 제대로 만들어지도록 돕는 방법과 포스

트바이오틱스 성분이 들어간 식품이나 영양제를 먹는 방법,
두 가지가 있습니다.

장내세균이 몸에 좋은 물질을
만드는 방법

우선 장내 포스트바이오틱스의 생산 능력을 키운다는 관점에서 설명하겠습니다. 우리의 장에는 다양한 균이 있고 그 균은 저마다 역할을 하며 균형을 이루고 있습니다. GABA 등 이미 밝혀진 포스트바이오틱스는 극히 일부이고 아직 아무도 밝혀내지 못한 다양한 포스트바이오틱스 덕분에 우리의 몸이 건강하게 유지되고 있는 것입니다. 이를 전제로 두면 다양한 음식을 골고루 잘 먹는 것이 얼마나 중요한지 알게 됩니다. 극단적인 식생활을 하지 않도록 신경 써야 합니다.

장 건강에는 식이 섬유와 발효 식품이 반드시 필요하지만 그것만 먹으면 몸 상태가 나빠질 수 있습니다. 소장 세균

과증식Small Intestinal Bacterial Overgrowth, SIBO이 발생할 수 있기 때문입니다. 소장 세균 과증식은 다양한 원인이 있지만 원래 장에 좋다고 알려진 식이 섬유나 발효 식품의 과잉 섭취도 하나의 원인입니다. 이러한 식품을 과잉 섭취하면 평소에는 거의 존재하지 않는 균이 소장에서 증식해 복부가 팽창하고 불편함을 느끼거나 트림이나 방귀, 설사 등의 증상이 나타날 수 있습니다.

건강에 좋다는 말을 들으면 많이 먹게 되는데 무엇이든 과유불급입니다. 한쪽으로만 너무 치우치지 않는 균형 잡힌 식사가 필요합니다.

비타민B1으로
균의 연쇄 작용 돕기

균의 연쇄 작용을 돕는 것도 포스트바이오틱스를 효과적으로 활용하기 위한 중요한 실천 전략 중 하나입니다. 예를 들어 식이 섬유나 난소화성 올리고당을 최대한 이용하려면 비타민B1을 충분히 섭취해야 합니다.

균의 연쇄 작용의 첫 번째 과정에서 식이 섬유가 당으로 분해되는데, 당을 이용하는 과정에서 중요한 물질이 바로 비타민B1입니다. 비타민B1은 세포와 균의 당대사를 돕는 역할을 합니다. 우리의 연구에서도 비타민B1의 섭취가 장내 세균과 단쇄지방산의 생성에 영향을 준다는 사실이 확인되었습니다.[2]

비타민B1은 장내세균도 만들 수 있습니다. 흥미롭게도 비타민B1을 만드는 균도 있고 스스로는 만들지 않지만 주변의 균이 만든 비타민B1을 사용하는 균도 있습니다. 그러다 보니 장내세균이 만드는 비타민B1만으로는 충분한 양을 확보하지 못할 수가 있습니다. 돼지고기, 대두, 현미 등 비타민B1이 풍부한 식재료를 챙겨 먹고 균과 균이 제대로 협력할 수 있도록 도와줘야 합니다.

포스트바이오틱스의 효과를
높이는 방법

음식의 조합을 통해서도 포스트바이오틱스의 효과를 더 높일 수 있습니다. 예를 들어 현미 주먹밥과 낫토, 요거트 조합이 있습니다. 이 세 가지는 쉽게 찾을 수 있는 제품입니다. 이처럼 쉽게 구입할 수 있는 제품으로도 충분히 효과적인 식사를 할 수 있습니다.

현미에는 식이 섬유와 균의 연쇄 작용을 돕는 비타민B1이 많고, 낫토에는 식이 섬유를 당으로 분해하는 낫토균이 풍부합니다. 그리고 요거트에는 당에서 젖산과 초산을 만들어내는 비피두스균과 유산균이 풍부합니다.

반찬으로 돼지고기 생강구이나 돼지고기 샤부샤부, 돈가스 등 돼지고기 메뉴를 선택하면 연쇄 작용을 돕는 비타민B1을 더 많이 섭취할 수 있습니다. 유산균이 많은 김치나 채소 절임을 먹거나 수용성 식이 섬유가 풍부한 오트밀을 요거트에 넣는 것도 전략적인 식사법입니다.

또 요거트와 낫토에 아마씨유나 들기름을 추가하거나

생선을 함께 먹는 것도 포스트바이오틱스의 효과를 기대할 수 있는 음식 조합입니다. 아마씨유나 들기름에 있는 오메가3 지방산이 유익균에 의해 대사되면 염증을 억제하는 작용을 하는 포스트바이오틱스 알파케토A가 만들어집니다.

우리의 또 다른 연구에서는 낫토균이 포함된 고초균 Bacillus Subtilis 안에는 등푸른생선에 들어 있는 에이코사펜타엔산 Eicosapentaenoic Acid, EPA 을 이용해 염증을 줄이는 물질인 에폭시이코사테트라에노산 Epoxyeicosatetraenoic Acid (17, 18-EpETE)을 만드는 균이 있다는 사실을 발견했습니다. [3] 의식적으로 이러한 음식을 조합해서 유익한 포스트바이오틱스를 섭취해야 합니다.

아마씨유와 들기름, 생선에 포함된 오메가3 지방산은 체내에서는 합성할 수 없는 필수 지방산으로 건강에 좋은 영향을 준다고 알려져 있습니다. 기름이기는 하지만 건강한 사람이 지나치게 많이 섭취하지만 않으면 전혀 문제없습니다. 작은술로 한 숟갈 정도를 샐러드에 드레싱처럼 뿌리거나 낫토, 요거트에 가미해 풍미를 더하는 것도 좋습니다.

영양제로 만든
포스트바이오틱스

영양제나 식품을 통해 포스트바이오틱스를 직접 섭취하는 방법도 살펴보겠습니다. 최근 포스트바이오틱스 연구가 급속도로 진행되며 GABA 이외에도 다양한 영양제가 나오기 시작했습니다. 예를 들어 여성의 갱년기 증상을 완화한다고 알려진 대두 이소플라본Isoflavone의 대사물인 에쿠올Equol도 포스트바이오틱스입니다.

여성의 갱년기 증상 완화에는 대두가 좋다는 말을 많이 합니다. 에쿠올은 에쿠올 생성균이 대두(대두 이소플라본)에 함유된 다이제인Daidzein을 대사해 만들어내는 물질로 에쿠올 생성균이 있는 일본인 여성은 두 명 중 한 명 정도라고 합니다. 중국과 대만 등 대두를 많이 먹는 나라도 50퍼센트 정도의 비율로 가지고 있으며 유럽과 미국, 호주는 약 30퍼센트 수준이라고 합니다.[4]

에쿠올 생성균이 없으면 대두 이소플라본을 대사해 에쿠올을 만들어내지 못합니다. 즉, 대두를 먹어도 단백질과 식이 섬유로 인한 건강 효과는 얻을 수 있지만 에쿠올의 효과는 기대할 수 없습니다. 이에 에쿠올을 발효해 영양제로 생산 판매하고 있습니다.

최근에는 유로리틴A Urolithin A 라고 하는 포스트바이오틱스도 영양제로 판매되기 시작했습니다. 유로리틴A는 장내 세균이 딸기나 석류 등의 베리류, 견과류에 다량으로 포함된 엘라그산 Ellagic Acid 이라는 폴리페놀을 대사할 때 생기는 성분입니다. 기초 연구 단계에서는 세포 활성을 높이거나 근육 기능을 개선하는 노화 방지 효과도 있다고 합니다.[5] 장내 환경이 갖춰져야 엘라그산을 대사해 유로리틴A가 생성되기 때문에 영양제로 팔리고 있는 것입니다.[6]

이 책에서도 오메가3 지방산을 통해 만들어지는 알파케토A에 대해 소개했는데 기름도 포스트바이오틱스의 좋은 재료가 되는 물질입니다. 지방 성분을 발효해서 만든 물질은 이미 영양제로 판매되고 있습니다.

연구 단계에서도 지방 성분에 다양한 건강 효과가 있다는 사실이 밝혀지고 있습니다. 교토대학교의 기무라 이쿠오 교수와 오가와 준 교수의 쥐 모델을 활용한 연구에서 식용유에 풍부한 리놀레산 Linoleic Acid을 먹은 유산균이 생성하는 포스트바이오틱스 HYA가 혈당치 상승을 억제한다는 사실이 확인되었습니다.[7]

이렇게 영양제로 만드는 포스트바이오틱스는 앞으로도 늘어날 것으로 보입니다. 영양제는 종류가 너무 많아서 무엇을 선택해야 좋을지 모르겠다는 사람도 있지만 포스트바이오틱스도 선택지에 넣어보면 어떨까요?

실천 전략의 효과를
극대화하는 음식과 섭취법

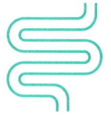

2대 발효 식품인

낫토와 요거트

장 건강을 개선하고 싶은 사람이 가장 먼저 해야 할 일은 무엇일까요? 이런 질문을 받으면 우선 낫토와 요거트를 먹으라고 대답합니다. 그 이유는 두 식품 모두 가격이 적당하고 마트와 편의점에서 쉽게 구입할 수 있으며 요리하지 않고 그냥 먹을 수 있어 간단하게 식습관에 추가할 수 있기 때문입니다. 그리고 장과 장내세균의 상태가 어떻든 간에 발효 식품은 그 자체만으로도 좋은 효과를 발휘할 수 있습니다.

최고의 장내 환경을 만들기 위한 실천 전략을 가장 빠르게 실천할 수 있는 것이 이 두 가지 식품입니다. 이를 뒷받침할 만한 연구 결과가 미국 스탠퍼드대학교 연구팀을 통해 발표되었습니다.

2021년에 스탠퍼드대학교에서는 성인을 대상으로 10주 동안 식이 섬유가 풍부한 식사와 발효 식품이 많은 식사를 한 후 장내세균총에 어떤 영향이 있었는지 알아보는 연구를 진행했습니다.[8] 그 결과, 식이 섬유가 풍부한 식사를 지속한 그룹은 장내세균이 증가했다는 데이터를 얻을 수 있었고, 발효 식품이 많은 식사를 지속한 그룹은 발효 식품 섭취량이 늘어날수록 장내세균의 종류가 다양해진다는 사실을 확인할 수 있었습니다. 장내세균 다양성에 영향을 주는 것은 요거트, 발효한 코티지 치즈, 발효 채소, 콤부차(발효 음료) 중에서 요거트였습니다.

이 실험은 식이 섬유와 발효 식품이 장에 미치는 영향을 비교한 것으로 어떤 발효 식품이 장내세균총에 가장 많은 영향을 주는지를 조사한 것이 아닙니다. 또 미국은 발효 식품을 먹는 문화가 없어서 발효 식품의 종류도 아시아에 비해 적다는 점을 생각해야 합니다. 그래도 장내세균총이 무너진 사람의 경우는 다량의 식이 섬유를 먹는 것보다는 우선 다양한 발효 식품을 먹고 장내 환경의 균형을 맞추는 편이 더 좋습니다.

식이 섬유와 올리고당이
모두 있는 낫토

낫토는 대두를 낫토균으로 발효시킨 식품입니다. 낫토균은 장에서 당화균의 역할을 하며 식이 섬유를 당으로 분해합니다. 이때 만들어진 당은 비피두스균과 유산균의 먹이가 되어 균의 연쇄 작용을 일으키고 포스트바이오틱스인 단쇄지방산을 생성합니다. 낫토균은 연쇄 작용의 첫 번째 주자로서 중요한 역할을 합니다.

낫토는 식재료로서도 뛰어난 장점을 가지고 있습니다. 우선 낫토의 원재료인 대두는 아미노산 스코어가 100점 만점이고 식이 섬유와 올리고당을 모두 포함하고 있습니다.

식이 섬유와 올리고당은 유익균이 좋아하는 대표적인 먹이입니다. 낫토 자체에도 좋은 균이 많을 뿐만 아니라 유익균의 먹이가 되는 성분도 풍부합니다. 한마디로 1인 2역을 하는 멀티 플레이어라고 할 수 있습니다.

전통적인 낫토 제조법은 찌거나 삶은 대두를 짚으로 감싸 짚에서 서식하는 낫토균으로 천연 발효시킵니다. 한편 마트나 편의점에서 파는 낫토는 균을 첨가해 발효시킵니다. 원래 낫토는 만들기 번거롭고 유통도 쉽지 않았지만 새로운 제조법이 개발되면서 생산량이 크게 늘었고 가격이 낮아져 쉽고 편하게 즐길 수 있는 식품이 되었습니다.

노화 억제와 수명 연장이
기대되는 건강식, 낫토

TV나 잡지에서 건강에 좋은 식품으로 소개되곤 하는 낫토에는 어떤 효과가 있을까요? 현재 낫토를 비롯한 발효 대두 식품을 섭취한 사람과 섭취하지 않는 사람을 비교해 체질이나 몸 상태, 질병 위험성 등에 어떤 경향이 있는지 활발하게 연구가 이루어지고 있습니다.

예를 들어, 발효 대두 식품과 고혈압, 고령자가 거동 불능상태가 되는 원인인 고관절 골절, 골다공증의 위험성과의 관계성도 밝혀지고 있습니다.[9] 특히 대두가 발효되어 낫토가 되는 과정에서 생성되는 비타민K2와 스퍼미딘Spermidine은 세계적으로 주목받고 있는 성분입니다. 비타민K2는 제2형 당뇨병과 암의 위험성을 낮추는 물질이며 스퍼미딘은 세포의 젊음을 유지하기 위한 재생 시스템인 오토파지Autophagy를 활성화한다고 해서 노화 억제 분야에서 관심을 가지고 있습니다.

2014년에는 미국국립노화연구소National Institute on Aging, NIA에서 수명 연장에 도움이 되는 일곱 가지 방법 중 하나로 스퍼미딘을 언급했고 그 후에도 많은 연구가 진행되었습니다. 2022년에는 노화로 스퍼미딘이 감소한 쥐의 혈중 스퍼미딘 농도를 높인 결과, 항암 면역 기능이 좋아졌다는 내용도 보고되었습니다.[10] 낫토는 스퍼미딘을 많이 포함한 대표적인 식품으로 매일 50~100그램(1~2팩)의 낫토를 섭취한 사

람의 혈중 스퍼미딘 농도가 크게 증가했다는 연구 결과가 있습니다.[11]

그런데 낫토는 일본 특유의 음식 문화이다 보니 연구가 주로 일본에서만 이루어지고 있습니다. 따라서 전 세계 사람들이 즐겨 먹는 요거트와는 달리 개별 균의 특성 등을 체계적으로 조사한 방대한 연구는 없습니다. 그래서 개개인에게 맞는 낫토를 찾기 위한 과학적 근거는 아직 부족합니다. 그럼에도 불구하고 낫토에 포함된 영양소, 더 나아가 낫토균이 생성하는 포스트바이오틱스 등을 고려하면 낫토가 주목할 만한 식품이라는 점은 분명합니다.

다양한 균이 살아 있는
요거트

요거트는 원료인 우유를 유산균과 비피두스균으로 발효한 것입니다. 요거트, 유산균, 비피두스균이라는 표현을 쓰지만 종류는 훨씬 다양하며 유산균의 균주에 따라 얻을 수 있는 효과가 다릅니다. 이렇게 다양한 균이 존재한다는 점은 요거트만의 강점입니다.

최근에는 정장 작용 이외에도 스트레스 및 긴장 완화, 지방 감소, 건강한 사람의 면역 기능 유지, 눈과 코의 불쾌감 완화, 요산 수치 상승 억제, 일시적인 위의 부담 완화[12] 등 기능성을 표시한 요거트 제품이 늘어나고 있습니다. 이러한 요거트의 기능성을 명기할 수 있는 것은 건강기능식품과 기능성표시식품(한국의 일반식품 기능성 표시제와 유사_옮긴이)으로 판매되고 있는 제품입니다.

모두 국가의 가이드라인에 따른 것으로 건강기능식품은 국가의 심사를 통해 유효성과 안정성을 인증받은 것이고 기능성표시식품은 국가가 정한 규칙에 따라 업체가 필요한 과학적 근거를 제공하기 위해 표시하는 것입니다. 나라마다 차이는 있지만 밑바탕에 있는 것은 과학적인 데이터에 근거해 몸에 도움이 되는 음식을 선택하겠다는 발상입니다.

장내세균은 앞에서 말한 것처럼 한두 번 좋은 균을 섭취한다고 해서 그 균이 정착하고 수가 늘어난다는 단순한 구조가 아닙니다. 하지만 원하는 효과를 얻기 위해서는 균주를 선택해서 먹는 것이 하나의 전략이 될 수 있습니다. 요거트를 선택할 때는 반드시 자신에게 필요한 효과(균주)를 살펴보기 바랍니다.

세계적으로 연구가 이루어지는 요거트의 저력

요거트는 전 세계 사람들이 즐겨 먹는 음식이기 때문에 요거트와 요거트에 함유된 유산균과 비피두스균 등의 프로바이오틱스에 관한 연구가 세계 각지에서 활발하게 이루어지고 있습니다. 여기서는 전략적으로 요거트를 선택하기 위한 참고 자료로 장내세균총의 개선 이외에 요거트 및 유산균의 효과에 대해 소개하겠습니다.

최신 연구를 통해 밝혀진 유산균의 건강 효과

❶ 노화를 방지하는 항산화 작용

항산화 작용이란 피부의 주름이나 기미를 비롯해 암, 당뇨병, 동맥경화 등의 생활 습관병의 원인인 활성 산소로부터 몸을 보호하는 작용을 말합니다. 요거트에 많은 유산균과 비피두스균이 항산화 펩타이드를 만들어내고 이 성분이 항산화 작용을 높이는 데 기여한다는 사실이 확인되었습니다. [13]

❷ 쉽게 살이 찌지 않는 효과

미국에서 만성 질환이 없고 비만이 아닌 남녀 12만 877명을 대상으로 라이프스타일의 변화와 체중 변화의 관계를 4년 간격으로 조사한 결과, 전체적으로 해가 지나면서 체중이 증가한다는 사실을 확인했습니다. 하지만 붉은 고기, 가공육, 채소, 감자, 감자칩, 과일, 견과류, 통밀가루, 요거트, 우유, 청량음료 등의 식음료 중에 요거트를 꾸준히 먹는 사람이 체중 증가가 가장 적었다고 합니다. [14]

❸ BMI와 허리둘레 감소 효과

788명의 피험자가 참여한 열다섯 가지 연구를 분석한 결과, 유산균과 비피두스균 등의 프로바이오틱스로 인해 총콜레스테롤 수치와 LDL 콜레스테롤 수치가 감소했고 BMI(체질량 지수)와 허리둘레도 감소했습니다. 특히, 8주 이상 요거트, 여러 종류의 유산균을 섭취한 경우 눈에 띄게 긍정적인 결과가 나왔습니다. [15]

❹ 대사증후군 개선 효과

요거트를 비롯한 유제품은 에너지, 칼슘, 단백질 등 영양 면에서 식생활에 도움을 줄 뿐만 아니라 이상지질혈증, 인슐린 저항성, 혈압 상승, 복부 비만 등 당뇨병과 심혈관 질환의 위험성을 높이는 대사증후군을 개선하는 효과가 있습니다.[16]

❺ 제2형 당뇨병 위험 축소

요거트를 매일 80~125g 정도 먹는 사람은 먹지 않는 사람과 비교해 제2형 당뇨병에 걸릴 위험성이 14% 낮고,[17] 요거트 섭취량이 매일 100g 늘어나면 고혈당의 위험성이 16% 감소한다는 사실이 밝혀졌습니다.[18]

❻ 심혈관 질환 위험 축소

핀란드에서 1,981명의 성인 남녀를 20년간 추적 조사한 결과, 요거트 등의 발효유를 많이 섭취한 그룹은 심혈관 질환의 위험성이 27% 낮았습니다. 한편, 발효하지 않은 유제품을 많이 먹은 그룹은 심혈관 질환의 위험성이 52% 높았습니다.[19]

이렇게 다양한 효과가 있는 요거트는 100그램 정도가 적당량이라고 합니다. 몸에 좋다고 해서 지나치게 많이 섭취하는 것은 금물입니다.

유산균이 만들어내는
포스트바이오틱스, EPS

요거트에 있는 균이 만들어내는 포스트바이오틱스의 기본은 유산균이 만들어내는 젖산, 비피두스균이 만들어내는 초산입니다. 이러한 산은 장의 pH를 낮춰 유해균이 서식하기 힘든 환경을 만듭니다. 게다가 요거트에는 주목할 만한 포스트바이오틱스가 있습니다. 바로 EPS Exopolysaccharides입니다. EPS는 세포밖다당류라고도 부릅니다.

EPS는 균에서 분비 및 생산되는 다당류의 총칭으로 이것 때문에 요거트에 점성이 생깁니다. 물론 유산균이 요거트의 점성을 위해 EPS를 만드는 것은 아닙니다. EPS는 환경스트레스로부터 균을 보호하기 위해 생성되는 필수 물질로 단쇄지방산과 마찬가지로 인간의 건강에도 긍정적인 영향을 줍니다.

EPS가 주는 건강 효과는 크게 두 가지입니다. 첫 번째는 식이 섬유와 같은 역할을 한다는 점입니다. EPS는 단당류가 모여 있는 다당류이지만 난소화성이므로 소장에서 분해되지 않고 대장까지 도달합니다. 이후에는 유익균의 먹이가 되어 단쇄지방산의 생성을 돕습니다. 이처럼 식이 섬유와 유사한 역할을 하기 때문에 EPS는 유산균이 만드는 식이 섬유라고 해도 과언이 아닙니다.

두 번째는 면역 기능을 활성화해 독감이나 감기 바이러스로부터 몸을 보호하는 역할을 합니다. EPS를 생성하는 유산균의 균주는 몇 가지가 있는데 각각 연구가 이루어지고 있습니다. 핀란드의 전통 요거트 빌리는 숟가락으로 뜨면 늘어날 정도로 점성이 있습니다. 이것이 락토코커스 크레모리스Lactococcus Lactis Subsp. Cremoris균이 생성하는 EPS입니다. 빌리의 EPS에는 노화 방지에 중요한 항산화 작용과 알레르기 및 당뇨병, 고혈압, 암과 같은 병을 비롯한 전신의 다양한 질병의 원인인 염증을 억제하는 작용, 면역 기능을 조절하는 작용이 있습니다.[20]

핀란드는 지방 섭취량이 많은 것에 비하면 대장암 발병이 적은 편입니다. 그 이유는 선진적인 암 검진이 가능하다는 점 외에도 사람들이 즐겨 먹는 요거트에 포함된 EPS와 관련이 있다는 설명도 있습니다.

점성이 있는 카스피해 요거트 속 크레모리스균 FC주가 생성하는 EPS가 인플루엔자 바이러스 감염 후의 생존율을 높이는 작용,[21] 대장염의 증상을 완화하는 작용[22]을 한다는 사실이 밝혀지고 있습니다. 크레모리스균 이외에도 락토바실러스 불가리쿠스(OLL1073R-1주)가 생성하는 EPS에는 면역세포 중 자연살해세포를 활성화하는 작용이 있으며 그 결과 인플루엔자에 잘 걸리지 않는다고 합니다.

현재 EPS의 모든 작용은 쥐 실험으로 확인한 것이지만 락토바실러스 불가리쿠스균으로 발효한 요거트를 8~12주 동안 먹은 고령자와 같은 기간에 우유를 마신 고령자를 비교했을 때, 요거트를 먹은 고령자가 감기에 걸릴 확률이 현저히 낮다는 연구 결과도 있습니다. 이렇게 EPS가 인간에게 미치는 영향도 조금씩 밝혀지고 있습니다.[23]

나에게 맞는
요거트 고르는 법

요거트의 건강 효과, 요거트와 관련된 포스트바이오틱스 연구는 현재 급속도로 진행되고 있습니다. 그렇다면 다양한 종류의 요거트 중에서 무엇을 선택하면 좋을까요? 물론 맛이나 가격 차이도 있지만 기본적으로는 유산균 균주의 종류 그리고 균주가 가지고 있는 기능을 확인하고 선택하면 됩니다.

건강 효과가 기대되는 균주를 기능별로 정리해 보았습니다. 명칭은 균의 속성, 균의 이름 순서입니다. 상품 패키지에 인쇄되어 있는 경우가 많으니 궁금한 균주의 기능이 있다면 확인해 보기 바랍니다.

균의 속성은 락토바실러스, 락토코커스, 비피도박테리움, 스트렙토코커스, 네 가지가 있지만 '비피'라는 말로 시작하는 세 번째가 비피두스균이고 나머지는 유산균으로 분류됩니다. 중간까지 명칭이 같더라도 마지막 알파벳이나 숫자가 다르면 기능도 달라집니다. 예를 들면, 락토바실러스 가세리균까지 똑같다고 하더라도 헬리코박터균을 줄이는 균과 내장 지방을 줄이는 균이 있어서 주 부분까지 확인해야 합니다.

불과 10년 전에는 유산균이 함유된 요거트, 비피두스균이 있는 요거트 정도로만 대략적으로 구분했습니다. 넓은 의미에서 유산균은 젖산을 만드는 균이며 비피두스균도 젖산과 초산을 만들기 때문에 유산균에 포함됩니다. 다만, 좁은 의미로 보면 젖산만을 만드는 유산균과 단쇄지방산인 초산을 만드는 비피두스균은 완전히 다르다고 할 수 있어 따로 다루고 있습니다.

장내세균 이외에도 EPS와 같은 포스트바이오틱스는 앞으로도 점점 더 연구가 활발해질 것입니다. 장내세균이 만들어내는 유익한 성분을 적극적으로 섭취하는 것이 점차 우리 건강에 중요한 요소가 될 것입니다.

추천하는 유산균과 비피두스균

장내 환경을 개선해 건강을 증진시키는 균

락티바실러스 카제이 Lactobacillus Casei 시로타주

비피도박테리움 롱검 Bifidobacterium Longum BB536주

락토바실러스 람노서스 Lactobacillus Rhamnosus GG주

락토바실러스 존스니 Lactobacillus Johnsonii La1주

락토바실러스 브레비스 Lactobacillus Brevis KB290주

락토바실러스 플란타룸 Lactobacillus Plantarum L-137주

락토코커스 크레모리스 Lactococcus Cremoris FC주

락토바실러스 불가리쿠스 Lactobacillus Bulgaricus 2038주[24]

스트렙토코커스 서모필루스 Streptococcus Thermophilus 1131주[25]

헬리코박터균을 줄이는 균

락토바실러스 가세리 Lactobacillus Gasseri OLL2716주

내장 지방의 축적을 막는 균

락토바실러스 플란타룸 OLL2712주[26]

락토바실러스 가세리 SBT2055주

비피도박테리움 락티스 Bifidobacterium Lactis GCL2505주

혈압을 완만하게 낮추는 균

락토바실러스 헬베티쿠스 Lactobacillus Helveticus CM4주

면역력을 유지하는 균

락토코커스 락티스Lactococcus Lactis JCM5805주

락토바실러스 불가리쿠스 OLL1073R-1주

락토바실러스 펜토서스Lactobacillus Pentosus B240주

락토바실러스 파라카제이Lactobacillus Paracasei MCC1849주

알레르기를 완화하는 균

락토바실러스 애시도필루스Lactobacillus Acidophilus L-92주

락토바실러스 파라카제이 K71주

락토바실러스 애시도필루스 L-55주

락토바실러스 플란타룸 HSK201주

비피도박테리움 락티스 LKM512주

참고 문헌:《좋은 효소로 장내 혁명》(구니사와 준 지음/주부와 생활사)

　　요거트라고 해서 다 같은 요거트라고 생각하지 말고 몸 상태나 목적에 맞춰서 균을 선택하는 것이 중요합니다. 앞으로는 건강을 위해 포스트바이오틱스에 대해서도 생각해야 합니다. 이것이 최신 연구를 자신의 건강을 위해 활용하는 비결입니다. 오늘부터 나에게 맞는 균을 찾아 장내 환경을 정비하고 장내세균과 멋진 공생관계를 시작해 보는 것은 어떨까요?

3주 동안 꾸준히 먹으면
장이 바뀐다

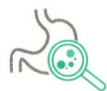

대부분의 요거트와 유산균 음료에는 다양한 기능이 표기되어 있습니다. 제품을 구매할 때는 기대하는 효과가 있는 제품을 선택하는 것을 추천합니다. 예를 들어 장내 환경을 정비하는 효과가 있는 균이 포함된 제품은 우리 장에 상주하는 유익균을 자극하고 활성화해 장내 환경을 좋은 방향으로 바꿉니다. 내장 지방을 줄인다고 표기된 제품에는 내장 지방을 줄이는 균이 들어가 있습니다.

다만, 어디까지나 약이 아닌 식품이기 때문에 하루 이틀 만에 변화를 느끼기는 어렵습니다. 기존의 장내세균과의 궁합도 있기 때문에 적어도 3주 정도는 꾸준히 섭취하고 판단하는 것이 좋습니다.

장내세균 개선뿐만 아니라 다이어트, 어깨 결림 해소, 수면의 질 개선 등도 즉각적인 효과를 기대하는 사람이 많지만 모든 변화에는 시간이 필요합니다. 극적인 변화는 오히려 위험할 수 있기 때문에 조금씩 바뀔 것이라는 기대를 가지는 편이 안전합니다.

해외 여행 등으로 평소와 다른 음식을 먹으면 빠르게 장내 환경이 변화합니다. 하지만 우리 몸은 생체 항상성이 있어 원래 생활로 돌아가면 다시 예전의 장내 환경으로 돌아갑니다. 따라서 빠르게 변화하는 것보다 확실하게 바뀌기를 기대하며 꾸준히 장내세균을 공부하고 유익균을 섭취해야 합니다.

주석

1장

1 Naoki Saji et al., "Relationship between dementia and gut microbiome-associated metabolites: a cross-sectional study in Japan" Sci Rep. 2020 May 18; 10(1): 8088.

2 Naoki Saji et al., "Analysis of the relationship between the gut microbiome and dementia: a cross-sectional study conducted in Japan" Sci R ep. 2019 Jan 30; 9(1): 1008.

3 Vayu Maini Rekdal et al., "Discovery and inhibition of an interspecies gut bacterial pat hway for Levodopa met abolism" Science. 2019 Jun 14; 364(6445): eaau6323.

4 Jonathan Scheiman et al., "Meta-omics analysis of elite athletes identifies a performance-enhancing microbe that functions via lactate metabolism" Nat Med. 2019 Jul; 25(7): 1104–1109.

5 장내세균학회 〈용어집 프로바이오틱스〉

6 장내세균학회 〈용어집 장내세균에 의한 비타민 생성〉

7 Els van Nood et al., "Duodenal infusion of donor feces for recurrent Clostridium difficile" N Engl J Med. 2013 Jan 31; 368(5): 407–15.

8 Sheng-Xuan Liu et al., "Fecal microbiota transplantation induces remission of infantile allergic colitis through gut microbiota re-establishment" World J Gastroenterol. 2017 Dec 28; 23(48): 8570–8581.

9 일본노화방지식품협회 〈이렇게 다르다! 수렵 생활과 도시 생활의 장내 환경 - 라이프스타일과 마이크로바이옴〉(2016.8.8) 게이오기주쿠대학교 의과대학 의학연구과 〈마이크로바이옴 연구를 통해 생긴 살아 있는 세균의 치료법〉

10 후생노동성 e-헬스넷 〈식이 섬유의 필요성과 건강〉

11 후생노동성 e-헬스넷 〈올리고당〉, 니시자와 구니히로 《일본인을 위한 과학적으로 올바른 식사법》(미카사 쇼보, 2018, 한국 미출간)

12 국립연구개발법인 의약기반건강영양연구소, 효고현 가토시, 주식회사 마루야나기 〈찰보리 섭취가 장내 환경과 식생활에 미치는 영향 공동연구〉에 관한 보고

13 S. J. Lewis & K. W. Heaton, "Stool Form Scale as a Useful Guide to Intestinal Transit Time", Scandinavian Journal of Gastroenterology, Vol.32, 1997-Issue 9

14 후생노동성 e-헬스넷 〈변비와 식습관〉

2장

1 장내세균학회 〈자주 하는 질문-비피두스균은 편성 혐기성 세균인데 요거트와 같은 유제품 속에서 사멸되지 않나요?〉

2 장내세균학회 〈자주 하는 질문-장에 사는 유익균, 유해균, 기회 감염균이란 무엇인가요?〉

3 Manimozhiyan Arumugam et al., "Enterotypes of the human gut microbiome" Nature. 2011 May 12; 473(7346): 174–80.

4 Tomohisa Takagi et al., "Typing of the Gut Microbiota Community in Japanese Subjects" Microorganisms. 2022 Mar 20; 10(3): 664.

5 Yuji Naito et al., "Gut microbiota differences in elderly subjects between rural city Kyotango and urban city Kyoto: an age-gender-matched study" J Clin Biochem Nutr. 2019 Sep; 65(2): 125–131.

6 후쿠도 신 《내장 감각-뇌와 장의 신기한 관계》 (NHK 출판, 2007, 한국 미출간)

3장

1 농림수산성 〈일식이 유네스코 무형 문화유산입니다〉

2 지금의 명칭은 〈국민 건강 영양 조사〉 독립행정법인 국립건강영양연구소 《국민 영양 현황》(1947~2002)

3 문부과학성 《일본 식품 표준성분표 2020년판(개정 8판)》

4 Suguru Nishijima et al., "The gut microbiome of healthy Japanese and its microbial and functional uniqueness" DNA Res. 2016 Apr; 23(2): 125–33.

5 야마시타 토모야 〈장내세균총과 순환기 질환의 관련성〉(〈의학계 신문〉 2018/12/24)

6 Dominique Turck et al., "Safety of pasteurised Akkermansia muciniphila as a novel food pursuant to Regulation (EU) 2015/2283" EFSA J. 2021 Sep 1; 19(9): e06780.

7 Koji Hosomi et al., "Oral administration of Blautia wexlerae ameliorates obesity and type 2 diabetes via metabolic remodeling of the gut microbiota" Nat Commun.2022 Aug 18; 13(1): 4477.

8 Ayako Horigome et al., "2'-Fucosyllactose Increases the Abundance of Blautia in the Presence of Extracellular Fucosidase-Possessing Bacteria" Front Microbiol. 2022 Jun 2; 13: 913624.

9 도쿄도 복지보건국 〈도서 지역의 영양 및 식생활 상황 참고 자료 1-1 조사표 양식 등(BDHQ)〉

10 후생노동성 〈식사 균형 가이드〉 www.mhlw.go.jp/bunya/kenkou/eiyou-syokuji.html

4장

1 Peter J. Turnbaugh et al., "An obesity-associated gut microbiome with increased capacity for energy harvest" Nature. 2006 Dec 21; 444(7122): 1027–31.

2 Vyara Matson et al., "The commensal microbiome is associated with anti-PD-1 efficacy in metastatic melanoma patients" Science. 2018 Jan 5; 359(6371): 104–108, Shota Fukuoka et al., "Association of gut microbiome with immune status and clinical response in solid tumor patients who received on anti-PD-1 therapies" J Clin Oncol. 2018 May 36(15_suppl): 3011–3011

3 후생노동성 〈2016년 치과 질환 실태 조사〉 2017/6/2, www.mhlw.go.jp/toukei/list/dl/62-28-01.pdf

4 특정비영리법인, 일본치주병학회 〈잇몸병Q&A〉 www.perio.jp/qa/prevention

5장

1 Koji Hosomi et al., "Lymphoid Tissue-Resident Alcaligenes Establish an Intracellular Symbiotic Environment by Creating a Unique Energy Shift in Dendritic Cells" Front Microbiol. 2020 Sep 24; 11: 561005.

2   Yuki Miyoshi et al., "Mechanisms underlying enhanced IgA production in Peyer's patch cells by membrane vesicles derived from Lactobacillus sakei" Biosci Biotechnol Biochem. 2021 May 25; 85(6): 1536–1545.

3   Takeshi Tanoue et al., "A defined commensal consortium elicits CD8 T cells and anti-cancer immunity" Nature. 2019 Jan; 565(7741): 600–605.

4   Taketoshi Mizutani et al., "Correlation Analysis between Gut Microbiota Alterations and the Cytokine Response in Patients with Coronavirus Disease during Hospitalization" Microbiol Spectr. 2022 Apr 27; 10(2): e0168921.

5   Naoyoshi Nagata et al., "Human Gut Microbiota and Its Metabolites Impact Immune Responses in COVID-19 and Its Complications" Gastroenterology. 2022 Sep 23; S0016-5085(22) 01081-2.

6   마츠바라 아츠시 외, 〈2019년 일본 전국 알레르기성 비염 역학 조사(1998년, 2008년과 비교): 이비인후과 의사 및 그 가족을 대상으로〉, 〈일본이비인후과 학회회보〉 2020년, 124권, 6호, 485-490

7   D P Strachan, "Hay fever, hygiene, and household size", BMJ. 1989 Nov 18; 299(6710): 1259–60.

8   M C Noverr & G B Huffnagle, "The 'microflora hypothesis' of allergic diseases" Clin Exp Allergy. 2005 Dec; 35(12): 1511–20.

9   Takahiro Nagatake et al., "Intestinal microbe-dependent ω3 lipid metabolite α-KetoA prevents inflammatory diseases in mice and cynomolgus macaques" Mucosal Immunol. 2022 Feb; 15(2): 289–300.

6장

1 Naoki Saji et al., "The relationship between the gut microbiome and mild cognitive impairment in patients without dementia: a cross-sectional study conducted in Japan" Sci Rep. 2019 Dec 18; 9(1): 19227.

2 Emiko Aizawa et al., "Possible association of Bifidobacterium and Lactobacillus in the gut microbiota of patients with major depressive disorder" J Affect Disord. 2016 Sep 15; 202: 254–7.

3 Rochellys Diaz Heijtz et al., "Normal gut microbiota modulates brain development and behavior" Proc Natl Acad Sci U S A. 2011 Feb 15; 108(7): 3047–52.

7장

1 Jotham Suez et al., "Personalized microbiome-driven effects of non-nutritive sweeteners on human glucose tolerance" Cell. 185(18), 2022, 3307–3328. e19.

2 Jonguk Park et al., "Dietary Vitamin B1 Intake Influences Gut Microbial Community and the Consequent Production of Shor t-Chain Fatty Acids" Nutrients. 2022 May 16; 14(10): 2078.

3 Azusa Saika et al., "17(S), 18(R)-epoxyeicosatetraenoic acid generated by cytochrome P450 BM-3 from Bacillus megaterium inhibits the development of contact hypersensitivity via G-protein-coupled receptor 40-mediated neutrophil suppression" FASEB Bioadv. 2019 Dec 24; 2(1): 59–71.

4 아소 다케시, 우치야마 시게토 〈여성 건강을 위한 영양제: 대두 이소플라본

대사물인 에쿠올의 역할〉, 〈일본 여성의학학회 잡지〉

5 Dongryeol Ryu et al., "Urolithin A induces mitophagy and prolongs lifespan in C. elegans and increases muscle function in rodents" Nat Med. 2016 Aug; 22(8): 879–88.

6 주식회사 다이셀 〈세계 최초 제조법으로 석류 추출물의 장내 대사물 'URORICH™ 우로리치'를 판매-세포를 재활성화하는 기능성 소재로서 영양제 업체에 공급〉

7 국립연구개발법인 신에너지 산업 기술 종합개발기구 〈세계 최초로 바이오틱스 성분 HYA 배합 영양제 상품화-식후 혈당치 상승 억제 효과가 기대되는 기능성 지방산을 발견, 양산에 성공〉

8 Hannah C. Wastyk et al., "Gut-microbiota-targeted diets modulate human immune status" Cell. 2021 Aug 5; 184(16): 4137–4153. e14.

9 Miho Nozue et al., "Fermented Soy Product Intake Is Inversely Associated with the Development of High Blood Pressure: The Japan Public Health Center-Based Prospective Study" J Nutr. 2017 Sep; 147(9): 1749–1756, M Kaneki et al., "Japanese fermented soybean food as the major determinant of the large geographic difference in circulating levels of vitamin K2: possible implications for hip-fracture risk" Nutrition. 2001 Apr; 17(4): 315–21, Akane Kojima et al., "Natto Intake is Inversely Associated with Osteoporotic Fracture Risk in Postmenopausal Japanese Women" J Nutr. 2020 Mar 1; 150(3): 599–605.

10 Katharina Nimptsch et al., "Dietary vitamin K intake in relation to cancer incidence and mortality: results from the Heidelberg cohort of the European Prospective Investigation into Cancer and Nutrition

(EPIC-Heidelberg)" Am J Clin Nutr. 2010 May; 91(5): 1348–58, Rafael de Cabo et al., "The search for antiaging interventions: from elixirs to fasting regimens" Cell. 2014 Jun 19; 157(7): 1515–26, Muna Al-Habsi et al., "Spermidine activates mitochondrial trifunctional protein and improves antitumor immunity in mice" Science. 2022 Oct 28; 378(6618): eabj3510.

11 Frank Madeo et al., "Spermidine in health and disease" Science. 2018 Jan 26; 359(6374): eaan2788.

12 Toshihiro Ohtsu et al., "The Effect of Continuous Intake of Lactobacillus gasseri OLL2716 on Mild to Moderate Delayed Gastric Emptying: A Randomized Controlled Study" Nutrients. 2021 May 28; 13(6): 1852.

13 Anthony Fardet and Edmond Rock, "In vitro and in vivo antioxidant potential of milks, yoghurts, fermented milks and cheeses: a narrative review of evidence" Nutr Res Rev. 2018 Jun; 31(1): 52–70.

14 Dariush Mozaffarian et al., "Changes in diet and lifestyle and long-term weight gain in women and men" N Engl J Med. 2011 Jun 23; 364(25): 2392–404.

15 Jing Sun and Nicholas Buys, "Effects of probiotics consumption on lowering lipids and CVD risk factors: a systematic review and meta-analysis of randomized controlled trials" Ann Med. 2015; 47(6): 430–40.

16 Arne Astrup, "Yogurt and dairy product consumption to prevent cardiometabolic diseases: epidemiologic and experimental studies" Am J C lin Nutr. 2014 May; 99(5 Suppl): 1235S–42S.

17 Jordi Salas-Salvadó et al., "Yogurt and Diabetes: Overview of Recent

Observational Studies" J Nutr. 2017 Jul; 147(7): 1452S–1461S.

18 Mijin Lee et al., "Dairy food consumption is associated with a lower risk of the metabolic syndrome and its components: a systematic review and meta-analysis" Br J Nutr. 2018 Aug; 120(4): 373–384.

19 Timo T Koskinen et al., "Intake of fermented and non-fermented dairy products and risk of incident CHD: the Kuopio Ischaemic Heart Disease Risk Factor Study" Br J Nutr. 2018 Dec; 120(11): 1288–1297.

20 Haruki Kitazawa et al., "Antitumoral Activity of Slime-forming, Encapsulated Lctococcus lactis subsp. cremoris isolated from Scandinavian Ropy Sour Milk, "viili"" Nihon Chikusan Gakkaiho. 1991; 62(3): 277–283, P.Ruas-Madiedo et al., "Short Communication: Effect of Exopolysaccharide Isolated from "Viili" on the Adhesion of Probiotics and Pathogens to Intestinal Mucus" Journal of Dairy Science. 2006 July; 89(7): 2355–2358, Hajime Nakajima et al., "Cholesterol Lowering Activity of Ropy Fermented Milk" Journal of Food Science. 1992 Nov; 57(6): 1327–1329.

21 T Maruo et al., "Oral administration of milk fermented with Lactococcus lactis subsp. cremoris FC protects mice against influenza virus infection" Lett Appl Microbiol. 2012 Aug; 55(2): 135–40.

22 Yosuke Nishitani et al., "Lactococcus lactis subsp. cremoris FC alleviates symptoms of colitis induced by dextran sulfate sodium in mice" Int Immunopharmacol, 2009 Nov; 9(12): 1444–51.

23 Seiya Makino et al., "Reducing the risk of infection in the elderly by dietary intake of yoghurt fermented with Lactobacillus delbrueckii ssp.

bulgaricus OLL1073R-1" Br J Nutr. 2010 Oct; 104(7): 998–1006, Haruki Kitazawa et al., "Phosphate group requirement for mitogenic activation of lymphocytes by an extracellular phosphopolysaccharide from Lactobacillus delbrueckii ssp. Bulgaricus" Int J Food Microbiol. 1998 Apr 14; 40(3): 169–75, H S Gill et al., "Enhancement of immunity in the elderly by dietary supplementation with the probiotic Bifidobacterium lactis HN019" Am J Clin Nutr. 2001 Dec; 74(6): 833–9, Y H Sheih et al., "Systemic immunity-enhancing effects in healthy subjects following dietary consumption of the lactic acid bacterium Lactobacillus rhamnosus HN001" J Am Coll Nutr. 2001 Apr; 20 (2 Suppl): 149–56.

24 이이노 히사카즈 외 〈불가리안 요거트 섭취로 인한 분변 속 비피두스균 증가 작용을 검증하는 플라시보 대조 이중 맹검 비교 실험(double-blind test)〉, 〈영양학 잡지〉 2013년 71권 4호

25 위와 동일

26 Takayuki Toshimitsu et al., "Ingesting Yogurt Containing Lactobacillus plantarum OLL2712 Reduces Abdominal Fat Accumulation and Chronic Inflammation in Overweight Adults in a Randomized Placebo-Controlled Trial" Curr Dev Nutr. 2021 Feb 3; 5(2): nzab006.

장이라는 대단한 세계

1판 1쇄 인쇄   2026년 2월 5일
1판 1쇄 발행   2026년 2월 12일

—

지은이   구니사와 준
옮긴이   이효진

—

펴낸이   김봉기
출판총괄   임형준
편집   안진숙
외부 편집   김민영
디자인   유어텍스트
마케팅   선민영, 조혜연, 임정재

—

펴낸곳   FIKA[피카]
주소   서울시 강남구 테헤란로26길 14, 5층
전화   02-3476-6656
팩스   02-6203-0551
홈페이지   https://fikabook.io
이메일   book@fikabook.io
등록   2018년 7월 6일 (제2018-000216호)

—

ISBN   979-11-93866-48-1 03510

FIKA LIFE는 FIKA의 실용 브랜드로 한 잔의 커피처럼 우리의 일상에 행복과 즐거움을 주는 책을 만듭니다.

피카 출판사는 독자 여러분의 아이디어와 원고 투고를 기다리고 있습니다.
책으로 펴내고 싶은 아이디어나 원고가 있으신 분은 이메일 book@fikabook.io로 보내주세요